Angelika Eger

Toxizität von Iscador QuFrF

Angelika Eger

Toxizität von Iscador QuFrF

Untersuchungen zur Toxizität von Isacdor QuFrF, eines unfermentierten wäßrigen Mistelauszuges bei HIV-Patienten mit und ohne Antiviraler Therapie

Südwestdeutscher Verlag für Hochschulschriften

Imprint
Any brand names and product names mentioned in this book are subject to trademark, brand or patent protection and are trademarks or registered trademarks of their respective holders. The use of brand names, product names, common names, trade names, product descriptions etc. even without a particular marking in this work is in no way to be construed to mean that such names may be regarded as unrestricted in respect of trademark and brand protection legislation and could thus be used by anyone.

Publisher:
Südwestdeutscher Verlag für Hochschulschriften
is a trademark of
Dodo Books Indian Ocean Ltd., member of the OmniScriptum S.R.L Publishing group
str. A.Russo 15, of. 61, Chisinau-2068, Republic of Moldova Europe
Printed at: see last page
ISBN: 978-3-8381-2551-0

Zugl. / Approved by: Witten-Herdecke, Univ., Diss., 2003, Humanmedizin

Copyright © Angelika Eger
Copyright © 2011 Dodo Books Indian Ocean Ltd., member of the OmniScriptum S.R.L Publishing group

1. Einleitung 3
   1.1 Anthroposophischer Hintergrund 3
   1.2 Die Mistel und Iscador® QuFrF 4
   1.3 HIV / AIDS und Antiretrovirale Therapie 5
   1.4 Erfassung und Dokumentation Unerwünschter Ereignisse 7
2 Erfassung und Dokumentation Unerwünschter Ereignisse 10
   2.1 Terminologie 10
      2.1.1 Klinische Prüfungen 10
      2.1.2 Einteilung der Unerwünschten Ereignisse 11
      2.1.3 Definitionen 11
      2.1.4 Überlagerung der UEs 13
      2.1.5 Internationale Klassifikationen 14
   2.2 Dokumentation 15
      2.2.1 Dokumentation eines UEs 15
      2.2.2 Patientendaten 15
      2.2.3 Studiendaten 17
      2.2.4 Zeitpunkt des UEs 18
      2.2.5 Klassifikationssysteme der UEs 19
      2.2.6 Pathomechanismen 20
      2.2.7 Kausalzusammenhang 22
      2.2.8 Differentialdiagnostik 25
      2.2.9 Reexposition und Pharmakologie 26
      2.2.10 Schweregrad 27
      2.2.11 Studienmedikation 28
      2.2.12 (Gegen-) Maßnahme 29
      2.2.13 Klassifikationssystem 31
      2.2.14 Verlauf / Ausgang 31
      2.2.15 HIV-Stadium 33
   2.3 Zusammenfassung 34
3 Die Mistel (Viscum album) und Iscador QuFrF 35
   3.1 Mistelpräparate für HIV-positive Patienten 35
   3.2 Wirkungen von Iscador 35
      3.2.1 Allgemeine Wirkungen 35
      3.2.2 Klinische Anwendungsgebiete 35
      3.2.3 Immunologische Wirkungen 36
      3.2.4 Nebenwirkungen 38
      3.2.5 Unerwünschte Ereignisse und Toxizität 40
      3.2.6 Gegenanzeigen 42
      3.2.7 Zusammenfassung 42
4 Antiretrovirale Therapie der HIV-Infektion 44
   4.1 HIV-Infektion und AIDS 44
   4.2 Human Immundefizienz Virus 44
   4.3 Antiretrovirale Therapie in der Studie 45
   4.4 Nebenwirkungen der ART 47
5 Methoden 51
   5.1 Studienziele 51
   5.2 Studiendesign 51
   5.3 Zielvariablen 51
   5.4 Meßmethoden 52
   5.5 Ein- und Ausschlusskriterien 53
      5.5.1 Einschlusskriterien 53
      5.5.2 Ausschlusskriterien 53

5.5.3	Studienausschluss während der Studie	54
5.6	Studienmedikation	55
5.7	Statistische Auswertung	55
5.7.1	Analysesets	55
5.7.2	Statistische Maßzahlen	56
5.8	Protokollabweichungen	57
5.9	Unerwünschte Ereignisse	58
5.9.1	Dosierungsphasen	58
5.9.2	Zeitlicher Verlauf	58
5.9.3	Auswertung der UEs	58
6	Ergebnisse	60
6.1	Demographie	60
6.1.1	Patientenpopulation	60
6.1.2	Anzahl der Patienten	62
6.1.3	Alter und Geschlecht	63
6.1.4	Stadium der HIV-Erkrankung der Patienten	63
6.1.5	Lebensqualität und Allgemeinzustand	65
6.2	Studienmedikation	67
6.3	Unerwünschte Ereignisse	67
6.3.1	Beziehung der UEs zur Dosis	68
6.3.2	Kausalitäten und Schweregrade	70
6.3.3	Häufigkeiten von UEs	74
6.3.4	Die 10 häufigsten UEs	77
6.3.5	Organsysteme	78
6.4	Zusammenfassung	84
7	Diskussion	85
8	Zusammenfassung	97
9	Verzeichnisse	100
9.1	Tabellenverzeichnis	100
9.2	Abbildungsverzeichnis	100
9.3	Abkürzungsverzeichnis	101
9.4	Adverse Event Reaction – System Organ Classification	104
9.5	ATC – Code (WHO – DRL)	105
Literaturverzeichnis		106

1. Einleitung

1.1 Anthroposophischer Hintergrund

Grundlage der anthroposophischen Medizin ist die zu Beginn des Jahrhunderts von Rudolf Steiner (1861-1925) entwickelte Geisteswissenschaft Anthroposophie und die Formation hin zu einer erweiterten Heilkunst durch die Ärztin Ita Wegman (1876-1943).[1]

Gemäß dem anthroposophischen Weltbild besteht der Mensch aus vier Wesensgliedern, dem Physischen Leib, dem Ätherleib, dem Astralleib und der Ich-Organisation.[2] Die bilden eine morphologisch-funktionelle und seelische Dreiheit mit dem Nerven-Sinnes-System als Träger des Denkens, dem Stoffwechsel-Gliedmaßen-System als Träger des Wollens und dem Rhythmischen System als Träger des Fühlens.[3] Letzteres stellt zwischen den beiden anderen Systemen ein Gleichgewicht, d.h. den Zustand von Gesundheit, her. Bei Störungen der Rhythmik entsteht ein Ungleichgewicht der Systeme und die Wesensglieder können sich voneinander lösen.

In Folge der HIV-Infektion werden die Wesensglieder aufgrund einer veränderten Rhythmik entkoppelt, wodurch parallel die auf- und abbauenden Prozesse im Körper uneingeschränkt fortschreiten können. Die immunmodulierenden Wirkungen der Mistel auf das Immunsystem sind bereits von Rudolf Steiner erwähnt worden und in der Therapie von Krebserkrankungen angewandt. Daraus entstand die Idee der Übertragung des immunologischen Konzepts auf die Behandlung von HIV-positiven Patienten.

Schon 1905 erwähnte Rudolf Steiner die stimulierende Wirkung von Mistel auf das Immunsystem des Menschen. Die Aufgabe des Immunsystems ist unter anderem die Erkennung von, aus der täglichen Zelldegeneration hervorgehenden, präkanzerösen Zellen und deren Zerstörung bevor sie den Organismus schädigen können. Des Weiteren stellt die Abwehr von infizierten Zellen und körperfremden Lebewesen und Stoffen eine wichtige Aufgabe dar.
Bei der HIV-Infektion und der AIDS-Erkrankung ist das Immunsystem in seiner Abwehrfunktion geschwächt. In der anthroposophisch erweiterten Heilkunde entstand die Idee zur Anwendung des in der Krebstherapie erfolgreichen immunologischen Konzepts der Behandlung mit Mistelextrakten auf HIV-positive Patienten zu übertragen.

1.2 Die Mistel und Iscador® QuFrF

Im Wesen der Mistel zeigt sich die verbindende Kraft zwischen dem aufbauenden Physisch-Ätherischen Leib und dem abbauenden Astralleib. Sie äußert sich in ihrer kugeligen Gestalt, wobei jedes Blatt eine andere Ausrichtung zwischen Erde und Himmel einnimmt. Die als Parasit auf Bäumen lebende Mistel hat selbst keine direkte Verbindung zur Erde.[4,5] Therapeutisch macht man sich diese Besonderheiten der Mistel im Rahmen der Behandlung von HIV-positiven Patienten zunutze. Iscador® QuFrF kann eine Art Brücke zwischen den voneinander losgelösten Wesensgliedern bilden, um so wieder eine Gleichgewichtslage zwischen den auf- und abbauenden Polaritäten herzustellen. Im Hinblick auf die Unterstützung circadianer Rhythmen wird Iscador jeweils zur selben Tageszeit appliziert.[6]

Für die Behandlung der HIV-Infektion wird die auf Eichen wachsende Weissbeerige Mistel *Viscum album Quercus* zu einem unfermentierten, wässrigen Mistelauszug verarbeitet.[7] Die zur Herstellung von Iscador QuFrF verwendete Eichenmistel weist zu allen Erntezeiten einen hohen Gehalt an den Hauptinhaltsstoffen zentripetal konzentrierter Mistellektine und zentrifugal gelegener Viscotoxine auf. Nach einem speziellen von Rudolf Steiner entwickelten Verfahren werden die einjährigen Blätter und Stängel und die Fruchtansätze im Sommer bzw. die Beeren im Winter mechanisch aufgeschlossen, zum Quellen gebracht und anschließend ein wässriger Auszug davon abgetrennt. In Iscador QuFrF sind unter Beachtung von rhythmischen Prozessen die Sommer- und Wintersäfte gemischt und 10% Frischsaftkonzentrat enthalten.

Die zytostatisch wirkenden Mistellektine (ML) sind im Senker und Stängel der Mistelpflanze konzentriert. Sie gehören zur Gruppe der Ribosomen Inaktivierenden Proteine und können Zellapoptose induzieren, ein wichtiger Prozess in der Therapie der HIV-Infektion.[8,9,10] Über Lektin-Zucker-Verbindungen an Lymphozyten, Monozyten und Granulozyten lösen die Mistellektine eine gesteigerte Genexpression und Proteinsynthese aus. Vor allem ML I kann über die Aktivierung von Lymphozyten deren Mobilität erhöhen und die Interleukine IL-1 und IL-2 freisetzen.[11]

Durch Downregulation der viralen Transkription wirkt IL-1 antiviral. Das von antigen-aktivierten T-Lymphozyten sezernierte IL-2 stimuliert dieselben wiederum zur Differenzierung und

Proliferation, wodurch die die zellvermittelte Immunantwort und über weitere Interleukinfreisetzungen die humorale Immunreaktion der B-Lymphozyten angeregt wird.

Im Gegensatz zu den ML sind die Viscotoxine (VT) in den Blättern des Mistelbusches lokalisiert und wirken zytolytisch. Ein nekrotisierender Effekt bei Tumorzellen ist wahrscheinlich auf die Bindung der VT an Nukleinsäuren zurückzuführen.[12]
Die Funktionen der anderen Mistelinhaltsstoffe sind kaum untersucht worden, bisher lassen sich zytotoxische und proliferationsinduzierende Wirkungen nachweisen.

Bei der subkutanen Applikation des Mistelextraktes wird über die Sensibilisierung der Lymphozyten in der Haut eine immunologische Reaktion hervorgerufen, die systemisch und lokal wirkt. Das äußert sich zum einen in der postinjectionem auftretenden Lokalreaktion, die die häufigste Nebenwirkung von Iscador QuFrF darstellt.[13,14] Unter der Therapie mit Viscum album wird eine Steigerung des Appetits und des Körpergewichtes, eine Anregung der Wärmeregulation und Normalisierung des Schlaf-Wach-Rhythmus, eine Linderung von Schmerzen und vor allem eine Immunstimulation und Hemmung malignen Wachstums erreicht.[7,15]

1.3 HIV / AIDS und Antiretrovirale Therapie

Weltweit sind heute mehr als 30 Millionen Menschen mit dem HI-Virus infiziert und über 3 Millionen Menschen leiden an AIDS.[16] In der westlichen Welt tritt vorwiegend das HIV-1 Virus auf, während auf dem afrikanischen Kontinent, wo weltweit die meisten Infektionen verzeichnet werden, das HIV-2 vorherrscht. Die Übertragung erfolgt horizontal über die Körperflüssigkeiten Sperma, Fluor und Blut und vertikal über die Plazenta.

Das Humane Immundefizienz Virus (HIV) aus der Familie der Retroviren wurde 1983 entdeckt[17] und im darauffolgenden Jahr als Erreger des Acquired Immunodeficiency Syndroms AIDS (erworbenes Immundefekt-Syndrom) identifiziert.[18] In erster Linie werden CD4+ T_H-Lymphozyten und Makrophagen mit dem HI-Virus infiziert. In Folge der Insuffizienz der zellvermittelten Immunität erkranken die Patienten häufig an z.T. opportunistischen Infektionen und sie leiden an allgemeiner Schwäche, Gewichtsverlust, malignen Neubildungen und der Degeneration des Nervensystems.

Anhand des klinischen Stadiums der HIV-Infektion und der T_H-Lymphozytenzellzahl erfolgt eine CDC-Klassifikation laut dem Center for Disease Control.[19] Die Patienten der Studie sollten das Stadium A2 - B2 haben, d.h. eine T_H-Zellzahl zwischen 200-600 /µl (Stadium 2) und eine asymptomatische HIV-Infektion (Stadium A) oder symptomatische HIV-Infektion ohne akute AIDS-definierende Erkrankungen (Stadium B).

Das HI-Virus besteht aus einer Lipidmembranhülle mit integrierten Glykoproteinen wie dem gp 120 und einem Kern, in dem sich zwei identische RNS-Stränge und die Enzyme Reverse Transkriptase, Integrase, Protease befinden.[20] Bei intrazellulärer Inkorporation des Virus werden die viralen Enzyme aktiviert und die Virusproduktion ausgelöst, wobei die Reverse Transkriptase die virale RNS in einen DNS-Doppelstrang umschreibt. An dieser Stelle wirken die (Non-) Nukleosidanaloga der Antiretroviralen Therapie durch Hemmung der Reversen Transkriptase und verhindern Neuinfektionen. Infizierte Zellen expremieren das Glykoprotein gp 120, das sich an CD4-T-Zellrezeptoren bindet und bei der Fusion der Zellmembranen wird das HIV übertragen. Hingegen wirken die Proteaseinhibitoren in infizierten Zellen, indem sie die Proteinauftrennung für neue HI-Virushüllen vor Verlassen der Zelle blockieren.[21]

Die Patienten im Arm II der Studie wurden vorwiegend mit den Nukleosidanaloga Azido-Thymidin (Retrovir®) und Lamivudin (Epivir®) adjuvant zu VaQuFrF therapiert, im Verlauf der Studie haben sich einige zu einer HAART (High Active Antiretroviral Therapy) entschlossen. Die Antiretrovirale Therapie (ART) bildete eine der Hauptalternativursachen für die Unerwünschten Ereignisse (UE).[22]

Primäres Studienziel der vorliegenden Studie war die Untersuchung der Wirksamkeit von dem Mistelpräparat VaQuFrF in der Monotherapie im Vergleich zu einer adjuvanten ART bei HIV-positiven Patienten. Als primäre Zielvariablen wurden die Senkung der Viruslast (b-DNA) um 0,5 log-Stufen, die verlangsamte Reduktion der CD4+ T_H-Lymphozytenzellzahl um weniger als 8% und Erhöhung des β-2-Mikroglobulins um weniger als 200 µg/l in einem Jahr verifiziert. Sekundäre Zielvariablen stellten die Lebensqualität, das Allgemeinbefinden, der Karnofsky-Index, das Körpergewicht und das HIV-Infektionsstadium laut der CDC-Klassifikation dar. In unmittelbarem Zusammenhang mit der Wirksamkeit steht die Verträglichkeit der Studienmedikation VaQuFrF, die anhand der Unerwünschten Ereignisse während der Applikation bestimmt werden sollte.

1.4 Erfassung und Dokumentation Unerwünschter Ereignisse

Bisher wurden in der anthroposophischen Medizin vorwiegend individuelle patientenbezogene Therapien auf der Grundlage empirischer Forschung entwickelt. Oppositionell dazu gestalten sich die Bedingungen konventioneller klinischer Studien. Insbesondere Studien zur Zulassung von Arzneimitteln sind auf Standards der Patientenpopulation und der Therapie mit der Studienmedikation hin konzipiert. Hieraus ergeben sich die Probleme bei der Anwendung konventioneller wissenschaftlicher Methoden in Untersuchungen bezüglich anthroposophischer Arzneimittel und Therapien. Das erklärt die geringe Anzahl klinischer Studien in diesem Bereich entsprechend den Richtlinien von Good Clinical Practice.

Elementarer Bestandteil klinischer Studien mit einem noch nicht zugelassenen Arzneimittel ist die Erfassung der Unerwünschten Ereignisse (UE) und deren Kausalitätsbestimmung zur Studienmedikation. Für die vorliegende Studie galt es zunächst, einen Fragebogen und ein System zur Dokumentation der Unerwünschten Ereignisse nach den Arzneimittelrichtlinien von 1991[23] zu erarbeiten. Die dafür notwendigen Begriffsbestimmungen und Auswahl der Kodierungssysteme erfolgten nach den Richtlinien des Arzneimittelgesetzes (AMG) und des Bundesinstitutes für Arzneimittel und Medizinprodukte (BfArM).

Die Einteilung der während der Studie auftretenden UEs wurde gemäß den Richtlinien zur Erfassung der Verträglichkeit und Unbedenklichkeit von AM in den "Grundsätzen für die ordnungsgemäße Durchführung der klinischen Prüfung von Arzneimitteln" von 1987 [23] vorgenommen.

Es wurden die Begriffe Unerwünschtes Ereignis, Schwerwiegendes Unerwünschtes Ereignis, Unerwartetes schwerwiegendes Unerwünschtes Ereignis, Unerwünschte Arzneimittelwirkung, Nebenwirkung und Verdachtsfall präzise definiert. Wichtig ist die Unterscheidung zwischen einem Unerwünschten Ereignis im Rahmen einer klinischen Prüfung unabhängig von einem Zusammenhang mit der Arzneimittelgabe und einer Unerwünschten Arzneimittelwirkung,[24,25] wobei zwischen dem unerwünschten Ereignis und der Gabe der Prüfsubstanz ein ursächlicher Zusammenhang in unterschiedlichem Grad der Wahrscheinlichkeit besteht. Demgegenüber tritt eine Nebenwirkung bei bestimmungsmäßigem Gebrauch eines Arzneimittels erst nach der Zulassung auf.[26] Innerhalb der Studie konnten nur Unerwünschte Ereignisse oder Arzneimittelwirkungen erfasst werden.

Zur Dokumentation eines UEs gehören die Patientendaten wie eine Identitätsnummer, persönliche Daten und Studiendaten mit Angaben zu den Ein- und Ausschlusskriterien, Anamnese und Status, Laboruntersuchungen und Angaben zu der Studienmedikation.

Auf dem Fragebogen soll das Unerwünschte Ereignis sowohl verbal beschrieben als auch mittels mindestens eines Klassifikationssystemes zur statistischen Erfassung und Standardisierung kodiert werden. Die international anerkannten Klassifikationssysteme sind die International Classification of Diseases (ICD 9)[27] des Center for Disease Control in den USA und die WHO Adverse Reaction Terminology (WHO-ART).[28] Mittels der Klassifikations- und Kodierungssysteme können die aufgetretenen UEs statistisch analysiert und ausgewertet werden, beispielsweise in Bezug auf Häufigkeiten und Zuordnungen zu Organsystemen. Erst anhand der Häufigkeiten und Schweregrade der UEs lassen sich Rückschlüsse auf eventuelle Pathomechanismen und Kausalitäten hinsichtlich der Studienmedikation zur Ermittlung der Toxizität ziehen.

Zentrale Frage bei der Beurteilung eines UEs ist der Kausalzusammenhang mit der Studienmedikation. Von Iscador QuFrF sind bisher nur Nebenwirkungen aus der Therapie von Krebspatienten bekannt, aber inwieweit der Pathomechanismus bei HIV-positiven Patienten verändert ist, entzieht sich momentan noch der wissenschaftlichen Kenntnis. Im Entscheidungsprozeß der Bestimmung einer Kausalität kann nur die Wahrscheinlichkeit eines Zusammenhanges des UEs mit dem Arzneimittel gegen die Wahrscheinlichkeit einer Alternativursache abgewogen werden.[29,30] Als Alternativursachen kamen vorwiegend die Nebenwirkungen der Antiretroviralen Therapie in Betracht sowie Symptome und Erkrankungen der HIV-Infektion.

Kriterien der Kausalitätsbestimmung sind die zeitliche Abfolge des UEs zur Medikamentenverabreichung, die Diagnose bzw. der Ausschluss von Alternativursachen, die Veränderung des UEs beim Verringern, Absetzen und Reexposition des Medikaments und das bekannte Reaktionsmuster des Medikaments. Dabei spielen neben objektiven Gegebenheiten der Beobachtung bzw. Messung eines UEs subjektive Faktoren der Einschätzung des UEs durch den Patient und den Untersuchenden eine Rolle.[31]

Entscheidenden Einfluss auf die Bewertung von UEs zur endgültigen Einschätzung des Nutzens gegenüber dem Risiko hat der Schweregrad. In die Ermittlung des Schweregrades werden die Intensität, Dauer und die Folgen des UEs und die Beeinträchtigung des Patienten einbezogen.[24] Schwere UEs können zur Beendigung der Studienteilnahme führen. Beim Auftreten Unerwünschter

Ereignisse hauptsächlich leichten und mittleren Schweregrades überwiegt der Nutzen das Risiko eines Arzneimittels.

Innerhalb einer Studie wird eine therapeutische Dosis der Studienmedikation vorgegeben, doch ist die tatsächlich applizierte Dosis per Patient von der Verträglichkeit, d.h. der Frequenz und des Schweregrades der UEs abhängig. Iscador QuFrF sollte mit der verträglichsten Dosis zwischen 1,0 mg und 5,0 mg subkutan appliziert werden. Je nach Kausalität wird die Studienmedikation angepasst und entsprechend dokumentiert. Alle Gegenmaßnahmen und der Verlauf eines jeden UEs werden ebenfalls auf dem Fragebogen zu den UEs erfasst.

Nach der Erfassung aller Daten folgt eine statistische Auswertung.[32] Für die Auswertung der UEs spielt nur das alle gescreenten Patienten umfassende Safety Analysis Set (SAS) eine Rolle, da die UEs von allen Patienten unabhängig von der Studienmedikation oder der Studiendauer einbezogen werden. Die Berechnungen werden nach den Phasen "Prätherapie-Phase", "Dosissteigernde Phase" und "Erhaltungsdosis-Phase" unterteilt und unter Beachtung der Kausalitäten zwischen der Studienmedikation und den UEs durchgeführt. Mittels des t-Tests wird die Vergleichbarkeit der Patientenpopulationen der beiden Arme angegeben und der Chi²-Test bestimmt die Unabhängigkeit der Schweregrade und Kausalitäten voneinander.

Anhand der Ergebnisse sollte die Toxizität des Mistelpräparates VaQuFrF bei HIV-positiven Patienten ermittelt und die in vorklinischen Phase I/II-Studien untersuchte Verträglichkeit von VaQuFrF bestätigt werden. Die abschließende Diskussion der UEs und der Toxizität wurde auf der Grundlage sowohl immunologischer als auch anthroposophischer Kenntnisse durchgeführt.

2 Erfassung und Dokumentation Unerwünschter Ereignisse

2.1 Terminologie

2.1.1 Klinische Prüfungen

Während einer klinischen Prüfung von Arzneimitteln (AM) werden neben den beabsichtigten Arzneimittelwirkungen die Verträglichkeit und die Unbedenklichkeit des AMs erfasst. Laut den Arzneimittelprüfrichtlinien von 1991[23] dienen klinische Prüfungen dem Ziel, Nutzen und Risiko (Schaden) von Arzneimitteln (Prüfsubstanzen) zu erkennen und beurteilen zu können. Jedes AM ruft erwünschte, aber auch unerwünschte Wirkungen hervor, die genau dokumentiert und beurteilt werden müssen.

Während der Phase I klinischer Prüfungen werden vorläufige Daten zur Verträglichkeit und Pharmakokinetik gesammelt. In der anschließenden Phase II wird in Pilotstudien die Dosis-Wirkungs-Beziehung erfasst. Der Nachweis der Wirksamkeit des AMs, die qualitative und quantitative Analyse der Verträglichkeit und die Observierung von Arzneimittelinteraktionen erfolgen in der Phase III. Zu diesem Zweck wird das AM mit therapeutischen Alternativen oder einem Placebo verglichen. "Untersuchungen mit zugelassenen Arzneimitteln bei einer noch nicht zugelassenen Indikation ... sind ebenfalls Phase-III-Prüfungen"(SCHWARZ, J.).[33] Aufgrund dieser Daten kann ein Antrag auf Zulassung des AM beim Bundesinstitut für Arzneimittel und Medizinprodukte gestellt werden. Das Zulassungsverfahren wird unter Berücksichtigung des Spontanverlaufs der zu therapierenden Krankheit nach der Nutzen-Risiko-Abwägung entschieden. Nach der Zulassung werden in einer Phase IV z.B. die Inzidenz von NW ermittelt.

Im Laufe der klinischen Prüfung eines AMs treten neben erwünschten Wirkungen immer auch Unerwünschte Ereignisse (UE) bei den Probanden bzw. Patienten auf, die jedoch nicht alle unmittelbar oder mittelbar mit dem zu prüfenden AM in Verbindung stehen. Der erfahrene und qualifizierte Prüfarzt begleitet den Probanden nach erfolgter Aufklärung und dessen Einverständniserklärung während der klinischen Prüfung, erhebt fortlaufend den medizinischen Status und bewertet die Resultate der Diagnostik und Therapie. Er entscheidet außerdem nach medizinisch-wissenschaftlichen Kriterien über den Kausalitätszusammenhang des Unerwünschten Ereignisses mit dem AM.

Bis dato bestehen in Bezug auf die Terminologie der im Zusammenhang mit Arzneimitteln stehenden Reaktionen und Ereignisse selbst in Fachkreisen divergierende Vorstellungen. Vor Beginn einer klinischen Studie ist für die Dokumentation der Unerwünschten Ereignisse (UE) eine präzise Begriffsbestimmung notwendig. In der vorliegenden Studie erfolgte die Orientierung an den Richtlinien des Arzneimittelgesetzes (AMG) und des Bundesinstituts für Arzneimittel und Medizinprodukte (BfArM).

2.1.2 Einteilung der Unerwünschten Ereignisse

Entsprechend den Richtlinien zur Erfassung der Verträglichkeit und Unbedenklichkeit von AM wird folgende Einteilung vorgenommen:

- Unerwünschtes Ereignis (UE)
- Schwerwiegendes Unerwünschtes Ereignis (sUE)
- Unerwartetes Unerwünschtes Ereignis (uUE)
- Unerwartetes schwerwiegendes Unerwünschtes Ereignis (usUE)
- Unerwünschte Arzneimittelwirkung (UAW)
- Nebenwirkungen (NW)
- Verdachtsfall

2.1.3 Definitionen

Zur Dokumentation der UEs in der Studie wurden folgende Definitionen verwendet.

Ein Unerwünschtes Ereignis [24]
- ist jedwede unerwünschte Begleiterscheinung im Rahmen einer klinischen Prüfung, die bei einem Patienten auftritt, der mit einem pharmazeutischen Produkt behandelt wird, unabhängig davon, ob ein Zusammenhang mit der Arzneimittelgabe vermutet wird oder nicht.
- entspricht dem angloamerikanischen Adverse Event (AE).

Ein **Schwerwiegendes Unerwünschtes Ereignis** [34,23]
- ist jede signifikante Gefährdung der Studienteilnehmer in klinischen Prüfungen.
- ist ein unerwünschtes Ereignis, das tödlich oder lebensbedrohend ist, zu einer Arbeitsunfähigkeit oder einer Behinderung führt oder einen stationäre Behandlung oder Verlängerung einer stationären Behandlung zur Folge hat.
- Als Kriterium für schwerwiegend ist jedoch eine erhebliche Behinderung oder ein Dauerschaden zu verstehen (insbesondere Arbeitsunfähigkeit als Folge einer bleibenden Schädigung der Gesundheit).

Ein **Unerwartetes Unerwünschtes Ereignis** [24]
- ist ein unerwünschtes Ereignis, das in der Zusammenfassung der Merkmale des Arzneimittels in der Prüfarztinformation nicht erwähnt wird.
- liegt nur vor, wenn die ausschließende Erwägung aller möglichen UAWs erfolgt in Bezug auf die Substanzklasse des Präparates, mit Analogieschlüssen aufgrund toxikologischer, pharmakologischer und/oder kinetischer Eigenschaften und aufgrund bekannter NW.

Ein **Unerwartetes und schwerwiegendes Unerwünschtes Ereignis**
- bedeutet ein unerwünschtes Ereignis, das sowohl unerwartet als auch schwerwiegend ist.

Eine **Unerwünschte Arzneimittelwirkung** [24,25,28]
- ist eine schädliche und unbeabsichtigte Reaktion, die bei Arzneimitteldosen auftritt, die normalerweise für die Prophylaxe, Diagnose oder Therapie von Krankheiten oder für die Modifikation physiologischer Funktionen verwendet werden.
- liegt dann vor, wenn zwischen dem beobachteten unerwünschten Ereignis und der Gabe der Prüfsubstanz ein ursächlicher Zusammenhang mit einem unterschiedlichen Grad der Wahrscheinlichkeit besteht.[23]

Eine **Nebenwirkungen** [26]
- ist eine unerwünschte Begleiterscheinung, die beim bestimmungsmäßigen Gebrauch eines Arzneimittels nach der Zulassung auftritt.
- Tod ist per se keine Nebenwirkung, sondern die Folge bzw. der Ausgang eines Krankheitsgeschehens (bei unbekannter Todesursache trotz sorgfältiger Recherchen kann der Ausdruck "Unerklärbarer Tod" verwendet werden).

Ein **Verdachtsfall** [24]
- einer Nebenwirkung liegt vor, wenn bei einem Patienten eine beobachtete schädliche und unbeabsichtigte Begleiterscheinung mit der Gabe des Arzneimittels im zeitlichen Zusammenhang steht und sich nicht nach angemessener Recherche als evident auf andere Weise als durch die Gabe des Arzneimittels verursacht angesehen werden muss.
- ist zu deklarieren für die Einzelfalldokumentation einer schwerwiegenden Nebenwirkung, Wechselwirkung oder eines beobachteten erheblichen Missbrauchs.
- muss innerhalb von 15 Tagen nach Erhalt der Meldung vom Leiter der klinischen Prüfung der zuständigen Bundesbehörde übersandt worden sein

In den Arzneimittelrichtlinien von 1991 wird ein UE wie folgt definiert:[23]
"Unerwünschte Ereignisse sind alle im Rahmen einer klinischen Prüfung beobachteten Befindlichkeitsstörungen, subjektive und objektive Krankheitssymptome einschließlich Laborwertveränderungen, interkurrente Krankheiten und Unfälle, und zwar unabhängig von einem möglichen ursächlichen Zusammenhang mit der Gabe der Prüfsubstanz."

2.1.4 Überlagerung der UEs

Die partielle Überschneidung der UEs und UAWs während der klinischen Prüfung eines AMs wird durch SCHOSSER und QUAST in ihren Medizinischen Überlegungen zur Kausalität verdeutlicht.[29] Nur ein kleiner Teil der UEs sind tatsächlich UAWs, wobei die gemeldeten UAW-Verdachtsfälle nicht den echten UAWs adäquat sind. Diese werden durch die Kausalitätsbewertung aus allen gemeldeten UAWs herausgefiltert. Der allgemein gebräuchliche Begriff der Nebenwirkung bestimmt nur den Teil der Reaktionen und Erscheinungen während der Einnahme eines Pharmakons, die in einer nachgewiesenen Beziehung zum AM stehen und nach der Zulassung auftreten. Alle weiteren auftretenden Erscheinungen während der klinischen Prüfung, d.h. vor der Zulassung des AMs, können damit nicht erfasst werden. Jede Änderung der Befindlichkeit, jedes Symptom, jede Erscheinung wird nach medizinisch-wissenschaftlichen Kriterien hinsichtlich des Zusammenhanges mit dem AM beurteilt. Das entscheidende Kriterium der Differenzierung zwischen einem UE und einer UAW ist der Kausalitätszusammenhang. Während bei dem UE lediglich ein zeitlicher Zusammenhang mit der Einnahme des Arzneimittels gegeben ist, unabhängig davon, ob ein Kausalzusammenhang vorliegt oder nicht, ist bei der UAW ein Kausalzusammenhang mit dem Arzneimittel gegeben.[35]

2.1.5 Internationale Klassifikationen

Zu den beschriebenen Schwierigkeiten der Zuordnung kommen die unterschiedlichen Begriffe bzw. Definitionen im Deutschen und Englischen hinzu. Im angloamerikanischen Sprachgebrauch haben sich die Adverse Events sowie die Adverse Reactions to Drugs etabliert (adverse = widrig, entgegenwirkend), die den Unerwünschten Ereignissen entsprechen. Die Schwierigkeiten, vor allem innerhalb einer multizentrischen, internationalen Studie, ergeben sich aus der Angleichung der Termini an die jeweiligen Standards im Zulassungsverfahren für ein AM sowohl national als auch international.

Von den deutschen Bundesoberbehörden wird hauptsächlich die World Health Organisation (WHO)-Klassifikation[28] empfohlen. Für die Erfassung und Dokumentation der UEs und UAWs wurde sich in der vorliegenden Arbeit nach der international gültigen WHO-Klassifikation gerichtet, jedoch in Adaptation an eine multizentrische Studie.

2.2 Dokumentation

2.2.1 Dokumentation eines UEs

In der Dokumentation eines Unerwünschten Ereignisses müssen gemäß den "Grundsätzen für die ordnungsgemäße Durchführung der klinischen Prüfung von Arzneimitteln"[23] von 1987 folgende Gegebenheiten enthalten sein:

- genaue Patientendaten
- exakte Beschreibung des Ereignisses
- genaue zeitliche Einordnung in den Therapieverlauf
- Dokumentation der Intensität
- Dokumentation der Ergebnisse diagnostischer und therapeutischer Maßnahmen
- ggf. Ergebnisse einer Reexposition bzw. Befunde nach Absetzen der Prüfsubstanz
- Angaben zu Verlauf und Ausgang
- Dokumentation des Schweregrades einschließlich der medizinischen Bewertung
- alle weiteren für die Beurteilung eines möglichen Zusammenhanges des UE mit der Gabe der Prüfsubstanz u.U. wichtige Daten

In der vorliegenden Studie wurden die UEs retrospektiv aus der Dokumentation in den Case Report Forms (CRF) ermittelt, erfasst und bewertet. Der zu diesem Zwecke in Übereinstimmung mit den oben genannten Grundsätzen entworfene Fragebogen zu den UEs ist im Appendix einzusehen.

2.2.2 Patientendaten

2.2.2.1 Identitätsnummer

Über die siebenstellige Identitätsnummer kann das UE zum jeweiligen Studienzentrum (0) und Studienarm (0), dem Patienten (000) und dem Zeitpunkt innerhalb der Studie (00) zugeordnet werden. Mit Hilfe des Kodierungsschlüssels ist dem Leiter der klinischen Prüfung die Identifizierung des Patienten möglich.
Patienten des Studienarmes I erhielten die Nummern 1 und 5, die des Studienarmes II die Nummern 2 und 6 als erste Ziffer für die Identitätsnummer. So würde beispielsweise die Identitätsnummer 5 2

007 36 in der 36. Woche den Patienten 007 aus dem Studienarm 2 im Studienzentrum 5 widerspiegeln.

2.2.2.2 Übersicht über die Datenerhebung

Alle Daten liegen während der gesamten Studiendauer den CRFs bei und sind jederzeit von dem Prüfarzt einsehbar sind. Zu den monatlich erhobenen Daten zählen die Anamnese, der Status der körperlichen Untersuchung, die Ergebnisse der Laboruntersuchungen, die Dokumentation der Injektion und alle 4-8 Wochen die Lebensqualität bzw. erweiterte Lebensqualität. Der Zeitpunkt der einzelnen Untersuchungen ist aus dem Flow Chart ersichtlich.

Tabelle 1: Flow Chart für jeden Patienten

Woche	-2	-1	0	2*	4	8	12	16	20	24	28	32	36	40	44	48
Anamnese	X		X	X	X	X	X	X	X	X	X	X	X	X	X	X
Blutbild	X	X			X	X	X	X	X	X	X	X	X	X	X	X
Chemie	X				X	X	X	X		X		X		X		X
Lymphozyten	X	X			X	X	X	X	X	X	X	X	X	X	X	X
b-DNA	X	X	X		X	X	X	X	X	X	X	X	X	X	X	X
β-2-MG	X				X	X	X	X	X	X	X	X	X	X	X	X
Lebensqualität	X						X		X			X				X
Urin	X															
SS	X															
HIV-AK	X															

*wenn notwendig

Die Patientendaten lassen sich in zwei Gruppen einteilen, die persönlichen und die studienbezogenen Daten.

2.2.2.3 Persönliche Daten

Zu den persönlichen Daten zählen Alter bzw. Geburtsdatum und Geschlecht des Patienten.

2.2.3 Studiendaten

2.2.3.1 Einschlusskriterien

Vor Beginn einer Studienteilnahme überprüft der Prüfarzt die Einschlusskriterien. Dazu gehören der positive HIV-Antikörpertest, die Bestimmung der CD4+-Zellzahl, b-DNA (Viruskopien) und β-2-Mikroglobulin, die ART, HIV-bedingte und opportunistische Infektionen, der Karnofsky-Index und ein negativer Schwangerschaftstest.

2.2.3.2 Anamnese

Zur Baseline erhebt der Prüfarzt eine ausführliche Anamnese inklusive aller medikamentösen und nichtmedikamentösen Therapien des Patienten der letzten zwei Jahre vor Studienbeginn bis zum aktuellen Stand. Im Rahmen der monatlichen Anamnese werden das Allgemeinbefinden und der Karnofsky-Index evaluiert. Bei jedem Besuch beim Prüfarzt wird die Intensität von Cephalgie, Müdigkeit und Abgeschlagenheit, Appetitmangel, Nausea und Vomitus, Diarrhoe, Fieber, Myalgie im CRF festgehalten. Weiterhin werden akute Entzündungen und Erkrankungen, aktuelle Beschwerden und Medikationen notiert.

2.2.3.3 Status

Im Anschluss an die Anamnese erhebt der Prüfarzt einen klinischen Status des Patienten inklusive Größe, Gewicht, Temperatur, Puls, Blutdruck. Besonderes Augenmerk wird auf die Lokalisation und Größe der Lymphknoten gerichtet. Parallel dazu werden die Laborparameter bestimmt.

2.2.3.4 Studienmedikation

Natürlich wird in einer klinischen Studie die präzise Applikation und Dosierung des AMs und damit in Verbindung stehende Reaktionen dokumentiert.

2.2.3.5 Laboruntersuchungen

Laut Studienplan finden die Laboruntersuchungen zu den folgenden Zeitpunkten der Studie statt:
Baseline (BL) I-III im Abstand von 7 Tagen
Woche (Wo) 4, 8, 12, 16, 20, 24, 28, 32, 36, 40, 44, 48 nach Studienbeginn
Die Auflistung der Laborparameter ist ausführlich im Final Report[36] der Studie dargestellt.

Tabelle 2: Laboruntersuchungen während der Studie

Laborparameter	Zeitpunkt
b-DNA	3 x BL und bei jeder Blutabnahme
Lymphozytendifferenzierung CD3, CD4, CD8, CD3/CD19, CD3/HLA-DR, CD3/CD16+56, CD8/CD38	2 x BL und bei jeder Blutabnahme
β-2-Mikroglobulin	1 x BL und bei jeder Blutabnahme
Blutbild / Diff.BB Blutbild, Lymphozyten, Granulozyten (neutro-, baso-, eosinophil), Monozyten	1 x BL und bei jeder Blutabnahme
Klinische Chemie GOT, GPT, γ-GT, AP, LDH, Bilirubin ges., Kreatinin, Harnstoff,	1 x BL und Wo 4, 8, 12, 16, 24, 32, 40, 48
Urin Leukozyten, Erythrozyten, Nitrit, pH, Proteine, Glukose, Keton, Urobilirubinogen, direktes Bilirubin	1 x BL
Schwangerschaftstest HCG aus Serum und Urin	1 x BL
HIV-Antikörper	1 x BL, wenn kein positiver Test vorliegt

2.2.4 Zeitpunkt des UEs

Aus der Identitätsnummer ist neben den oben genannten Daten der Zeitpunkt der Meldung des UEs im Verlauf der klinischen Prüfung ersichtlich. Unabhängig davon wird das Datum zu Beginn und am Ende der Meldung des UEs in den Fragebogen eingetragen sowie die Dauer dessen in Tagen erhoben. Die genaue Dokumentation des Zeitpunktes eines aufgetretenen UEs ist für die Beurteilung des zeitlichen Zusammenhanges zwischen der Therapie mit der Prüfsubstanz und dem UE von grundlegender Bedeutung.[23] Bei spezifischen UEs wie der Lokalreaktion nach Iscador-Injektion ist im Hinblick auf eventuelle Dosisänderungen selbst der zeitliche Abstand (in Stunden) zur Applikation wichtig.

Die Probanden konsultierten den Prüfarzt zwecks Kontrolluntersuchungen alle 4 Wochen, weshalb der Großteil der UEs nicht am Tage ihres Auftretens gemeldet werden konnte. Die gelegentlich inkorrekte Angabe des Zeitpunktes des Auftretens des UEs in den CRFs, erschwerte retrospektiv die eindeutige Bestimmung des Datums des Auftretens aus dem der Meldung des UEs.

2.2.5 Klassifikationssysteme der UEs

Die ausführliche Beschreibung der UEs ist in den CRFs zu finden. Auf dem Fragebogen zu den UEs wurde die Diagnose neben der präzisen verbalen Bezeichnung mittels zweier Klassifikationssysteme für die statistische Erfassung und Standardisierung erfasst.

2.2.5.1 ICD 9

In der klinischen Praxis findet das International Classification of Diseases (ICD)-System[27] des amerikanischen Centre for Diseases Control Anwendung, das eine präzise Beschreibung und Definition von medizinischen Symptomen und Diagnosen erstellt. Für die vorliegende Studie wurde die neunte Version des ICD-Systems benutzt, ICD 9. Der ICD-Code besteht aus vier Ziffern, nach der dritten Ziffer steht ein Punkt (000.0). Dadurch ergeben die ersten drei Ziffern eine Hunderter-Zahl, die das Organsystem der Hauptdiagnose entsprechend einer Kodierung widerspiegelt. Die letzte Ziffer nach dem Punkt gibt die Art der Erkrankung als Nebendiagnose an. Zum Beispiel wird immer dann eine 8 angegeben, wenn sich ein Symptom oder eine Erkrankung keiner spezifischen Gruppe von Teilen des Organsystems bzw. von Erkrankungen zuordnen lässt. Kann die Ursache nicht näher bezeichnet werden, wird das mit einer 9 kodiert. Steht ein E vor der Zahl, weist das auf einen Unfall hin.

Zur Verdeutlichung das Beispiel der allergischen Dermatitis. Mit den Zahlen 690-698 sind Entzündungen der Haut kodiert. Alle Kontaktdermatitiden, Ekzeme und allergischen Dermatitiden sind unter 692.- zu finden. Während die Zahlen 692.1 bis 692.7 verschiedenen Substanzen als

Ursache entsprechen, steht 692.8 für sonstige (noch nicht aufgeführte) Substanzen und 692.9 für unbekannte Ursachen der allergischen Dermatitis.

2.2.5.2 WHO-ART

Ein zweites Klassifikationssystem wurde von der WHO speziell zur Erhebung von Adverse Events, also Unerwünschten Ereignissen, entwickelt, die WHO-Adverse Reaction Terminology (WHO-ART).[28] Der ART-Code setzt sich aus sieben Ziffern zusammen (0000 000), wovon die ersten vier die Recordnummer bilden und in der Reihenfolge der Meldungen der UEs vergeben werden. Jede dieser Nummern entspricht einem bestimmten Unerwünschten Ereignis (preferred term). Die letzten drei Ziffern stellen die Sequencenumber dar und bieten eine Möglichkeit der Zuordnung des UEs zu einer Art von Erkrankung. So gibt 001 eine Obergruppe von Erkrankungen an (high level term), die qualitativ ähnlich, aber quantitativ oder lokal verschieden sind. Mit 002 oder 003 werden Untergruppen angezeigt, d.h. spezifische Krankheitsbilder, die der Obergruppe zuzuordnen sind. Zusätzlich wird jedes UE einem bis maximal drei Organsystemen entsprechend einer vierstelligen Kodierung (0000) zugeordnet.

Für die Darstellung wird das gleiche Beispiel der allergischen Dermatitis gewählt. In diesem Fall ist die Dermatitis der preferred term und hat die Recordnummer 0012. Das Ekzem als high level term hat die Sequencenumber 001. Darunter fällt das allergische Ekzem mit der Sequencenumber 003. Man kodiert die allergische Dermatitis also mit der Nummer 0012 003 und das Organsystem Haut mit der Nummer 0100.

Die Kodierung der aufgetretenen UEs erleichtert die statistische Analyse und Auswertung der UEs erheblich, um beispielsweise Häufigkeiten von UEs und ihre Zuordnung zu Organsystemen ermitteln zu können. Im Hinblick auf die Toxizität bilden die Häufigkeiten der UEs und ihre Schweregrade die Basis für Rückschlüsse auf eventuelle Pathomechanismen und Kausalitäten der UEs bezüglich der Studienmedikation. Zu diesem Zweck ist eine Standardisierung der gemeldeten UEs erforderlich.

2.2.6 Pathomechanismen

Bis hierhin wurde noch kein möglicher Zusammenhang des Symptoms bzw. der Erkrankung mit der Einnahme des AMs geprüft.

Vor der Erläuterung des Kausalzusammenhanges werden die Reaktionstypen und Pathomechanismen von Nebenwirkungen nach DAVIES[37] vorgestellt. Beim Reaktionstyp A ist der Risikofaktor das Medikament und somit die Unerwünschte Arzneimittelwirkung dosisabhängig und vorhersehbar. Sie ist vor der Zulassung des AMs bekannt.[30] Exemplarisch ist die Blutung unter Kumarin-Antikoagulation. Hingegen ist beim Reaktionstyp B der Risikofaktor der Patient, weshalb die Nebenwirkung weitgehend dosisunabhängig und nur selten vorhersehbar ist. Die NW wird nach der Zulassung des AMs beobachtet. Der Patient birgt eine Vielzahl individueller Faktoren in sich, wie z.b. genetische Disposition, Grund- und Begleiterkrankungen, Alter und Ko-Medikationen, die die auftretende Reaktion beeinflussen können. Ein Exempel ist die hämolytische Anämie nach Sulfonamideinnahme.

Im Allgemeinen treten keine pathognomischen Zeichen auf, die einen Rückschluss auf einen Kausalzusammenhang mit der Gabe des AMs zulassen könnten. Desto schwieriger gestaltet sich die Zuweisung einer UAW zu einem spezifischen Pathomechanismus, da dieser zumeist ungeklärt ist. Insbesondere vor der Zulassung eines Medikaments wie in der vorliegenden Studie wird man mit der Tatsache des unbekannten Pathomechanismus bei entsprechender Grunderkrankung konfrontiert.[29]

Bis dato bekannte NW von VaQuFrF sind hauptsächlich unter der Therapie von Tumorerkrankungen beschrieben worden. Zwar ist sowohl bei der Tumorerkrankung als auch bei der HIV-Infektion die immunologische Abwehr reduziert, aber es bestehen noch keine ausreichenden Kenntnisse über einen eventuell veränderten Pathomechanismus bei HIV-positiven Patienten.

Die Bestimmung der Kausalität wird daher zur zentralen Entscheidung bei der Erfassung und Bewertung des Arzneimittelrisikos, wobei nur die Wahrscheinlichkeit eines Zusammenhanges des UEs mit dem AM gegen die Wahrscheinlichkeit einer Alternativursache abgewogen werden kann. Die Alternativursache(n) sollte(n) diagnostisch ermittelt bzw. ausgeschlossen werden. In dieser Studie handelt es sich dabei vor allem um die UAWs/NWs der antiretroviralen Therapeutika sowie um die Symptome und Erkrankungen der HIV-Infektion.

2.2.7 Kausalzusammenhang

In Anlehnung an die WHO-Klassifikation wurden fünf Kausalzusammenhänge der UEs und UAWs mit Iscador QuFrF in der Phase II/III-Studie festgelegt. Die WHO-Klassifikation zur Kausalitätsbewertung unerwünschter Arzneimittelwirkungen beinhaltet sechs Kategorien der Wahrscheinlichkeit, die jedoch nur Mindestanforderungen für die jeweilige Kausalität formulieren. Sie bieten wenig Anhaltspunkte für eine Entscheidungsfindung im konkreten Fall eines UEs oder einer UAW. Aufgrund dessen wurden die Begriffsdefinitionen zum Kausalitätszusammenhang unter Einbeziehung der Empfehlungen zur Erfassung von UEs bei der klinischen Prüfung von AM in den Arzneimittelprüfrichtlinien und der 3. Bekanntmachung zur Anzeige von Nebenwirkung, Wechselwirkung mit anderen Mitteln und Arzneimittelmissbrauch nach §29 Abs. 1 Satz 2 bis 8 der 7. Novelle des AMG vom Februar 1998 ergänzt.

0 *Ohne Beziehung* Diese Kategorie gilt für solche Unerwünschten Ereignisse, die sich nach sorgfältigem medizinischem Abwägen sicher und eindeutig auf fremde Ursachen (Krankheit, Umwelt usw.) beziehen lassen.

1 *Unwahrscheinlich* (Mindestens zwei müssen zutreffen)
Generell bezieht sich diese Kategorie von Nebenwirkungen auf solche, die nach sorgfältiger medizinisch-wissenschaftlicher Einschätzung zu dem Zeitpunkt, zu dem sie beurteilt werden, als nicht im Zusammenhang stehend mit dem zu untersuchenden Medikament beurteilt werden. Eine solche Nebenwirkung kann dann als unwahrscheinlich im Zusammenhang stehend eingestuft werden, wenn
- sie <u>nicht</u> in einer vernünftigen zeitlichen Abfolge zur Medikamentenverabreichung steht.
- sie vernünftigerweise ebenso durch <u>andere Faktoren</u> (z.B. den klinischen Zustand, umweltbedingte oder toxische Einflüsse oder andere Therapiemodalitäten) erklärt werden kann.
- sie <u>nicht</u> einem bekannten Reaktionsmuster des verdächtigen Medikaments entspricht.
- sie bei erneutem Kontakt mit dem Medikament <u>nicht</u> wieder auftritt.

| 2 | *Möglich* (Mindestens zwei müssen zutreffen) | Diese Kategorie bezieht sich auf solche Nebenwirkungen die, nach sorgfältiger medizinischer Überlegung zu dem Zeitpunkt, zu dem Sie beurteilt werden, nur wahrscheinlich mit dem zu untersuchenden Medikament in Verbindung gebracht werden können, aber eine Beziehung nicht sicher ausgeschlossen werden kann. Eine solche Nebenwirkung kann dann als möglich in Zusammenhang stehend eingestuft werden, wenn |

- sie in einer vernünftigen <u>zeitlichen Abfolge</u> zur Medikamentenverabreichung steht.
- sie <u>nicht</u> vernünftigerweise ebenso durch andere Faktoren (z.B. den klinischen Zustand, umweltbedingte oder toxische Einflüsse oder andere Therapiemodalitäten) erklärt werden kann.
- sie einem bekannten <u>Reaktionsmuster</u> des verdächtigen Medikaments entspricht.

| 3 | *Wahrscheinlich* (Mindestens drei müssen zutreffen) | Diese Kategorie bezieht sich auf solche Nebenwirkungen, die nach sorgfältiger medizinischer Überlegung zu dem Zeitpunkt, zu dem Sie beurteilt werden, mit einem großen Grad an Sicherheit in Beziehung gesetzt werden können zu dem zu untersuchenden Medikament. Eine solche Nebenwirkung kann dann als wahrscheinlich in Zusammenhang stehend eingestuft werden, wenn |

- sie in einer vernünftigen <u>zeitlichen Abfolge</u> zur Medikamentenverabreichung steht.
- sie <u>nicht</u> vernünftigerweise ebenso durch andere Faktoren (z.B. den klinischen Zustand, umweltbedingte oder toxische Einflüsse oder andere Therapiemodalitäten) erklärt werden kann.
- sie <u>verschwindet</u> oder sich verringert nach Absetzen oder Verringern der Dosis. Es gibt wichtige Ausnahmen, wenn eine Nebenwirkung nach Absetzen des Medikamentes nicht verschwindet, obwohl eine Medikamentenabhängigkeit klar existiert:
Knochenmarksdepression
fixiertes Arzneimittelexanthem
tardive Dyskinesien usw.

- sie entspricht einem bekannten Reaktionsmuster des zu untersuchenden Medikamentes.

4 Gesichert
(alle vier müssen zutreffen)

Diese Kategorie bezieht sich auf solche Nebenwirkungen, die vom Untersucher als eindeutig auf das zu untersuchende Medikament zurückgeführt werden. Eine solche Nebenwirkung kann dann als sicher in Zusammenhang stehend eingestuft werden, wenn

- sie in einer vernünftigen zeitlichen Abfolge zur Medikamentenverabreichung steht.
- sie nicht vernünftigerweise ebenso durch andere Faktoren (z.B. den klinischen Zustand, umweltbedingte oder toxische Einflüsse oder andere Therapiemodalitäten) erklärt werden kann.
- sie verschwindet oder sich verringert, nachdem die Dosis abgesetzt oder verringert wurde, und sie bei erneuter Medikamentengabe wieder auftritt. (Beachte: Dies soll nicht zu einer Reexposition des Patienten führen. Diese Kategorie ist nur dann anzukreuzen, wenn das wiederholte Auftreten nach Reexposition beobachtet wurde.)
- sie einem bekannten Reaktionsmuster des zu untersuchenden Medikamentes entspricht.

Von SCHOSSER und QUAST[29] wurde die Kausalitätsbewertung in einen Entscheidungsbaum transformiert, der als konkret anwendbares Hilfsmittel bei der Entscheidungsfindung konzipiert ist (s. Appendix). Folgt man den Zweigen des Entscheidungsbaumes, reduziert sich die Bewertung der Kausalität eines gemeldeten UAW-Falls oder eines UEs mit der Prüfsubstanz auf vier grundsätzliche Entscheidungen.

Dabei sollten vier Kardinalfragen beantwortet werden:
➢ Ist die Dokumentation ausreichend?
➢ Besteht ein zeitlicher Zusammenhang?
➢ Gibt es Alternativursachen? Wurden diese bestätigt oder ausgeschlossen? (Arzneimittel oder Applikationstechnik)
➢ Gibt es spezifische Kausalitätshinweise?

Beim Auftreten eines UEs in der Studie wurde die Dokumentation auf ihre genaue Beschreibung hin geprüft. Wichtig waren die Intensität, der Verlauf, die objektive und subjektive Wahrnehmung des UEs durch den Prüfarzt und Patienten sowie der zeitliche Bezug zur Applikation der

Studienmedikation. Eine wichtige Rolle spielten die Injektionstechnik, die Lokalisation und der Zeitpunkt der VaQuFrF-Injektion, die Konzentration von VaQuFrF und die Menge der gespritzten Lösung. Beachtung fanden parallel applizierte AM wie z.b. der Antiretroviralen Therapie und akute oder chronische Erkrankungen des Patienten, u.a. immunologische Reaktionslagen. Zur Beurteilung der Kausalität wurden die bekannten NW von VaQuFrF herangezogen sowie das Auftreten des UE nach Reexposition mit der Studienmedikation.

Die Erhebung der Daten in der vorliegenden Studie geschieht gemäß den Empfehlungen zur Ermittlung, Dokumentation, Erfassung und Bewertung unerwünschter Ereignisse im Rahmen der klinischen Prüfung von Arzneimitteln aus den Arzneimittelrichtlinien von 1991. Sie reichen zur Bewertung von UEs und UAWs aus, nicht aber für schwerwiegende UAWs.

Eine zweite wichtige Komponente der Beurteilung eines UEs bzw. einer UAW ist das Zeitintervall. SCHOSSER und QUAST äußern sich dazu wie folgt: "Der zeitliche Zusammenhang zur Arzneimittelgabe ist dann plausibel, wenn das UE zwischen der kürzesten und längsten plausiblen (= bekannten) Latenzzeit eingetreten ist." Tritt das Symptom schon vor der Gabe des Arzneimittels auf, besteht kein plausibler zeitlicher Zusammenhang, ebenso beim Erscheinen des Symptoms nach einer zu langen Latenzzeit.[31] Das Standardzeitintervall wird entweder aus der Literatur entnommen oder bei seltenen Reaktionen aus UAW-Datenbanken. Es ist für VaQuFrF bis dato nicht explizit bestimmt worden. Laut Literaturangaben kann es zwischen einer sofortigen Reaktion bis zu mehreren Tagen postinjectionem liegen. Zur Beurteilung der Kausalität ist der plausible zeitliche Zusammenhang zwar notwendig, doch nicht hinreichend.

2.2.8 Differentialdiagnostik

Vor der Festlegung eines Kausalzusammenhanges eines UEs mit einem AM müssen differentialdiagnostische Ursachen erwogen werden. Eine Alternativursache kann nach SCHOSSER und QUAST[29] nicht einfach durch einen Therapieerfolg als Ursache für das UE angenommen werden, sondern muss durch Diagnostik oder andere Verifikation bestätigt werden. Bei Ausschluss einer Alternativursache muss ebenso durch Diagnostik oder theoretischem Ausschluss aller Erkrankungen und Einflüsse als Ursache für das UE diese ausgeschlossen werden. Für die Patienten dieser Studie kommen vorwiegend Erkrankungen auf der Grundlage ihrer HIV-Infektion und NW der Antiretroviralen Therapie in Frage, die oft identisch mit den gewünschten

Arzneimittelwirkungen sind.[31] Im Hinblick auf die Applikationstechnik muss geprüft werden, ob die gleiche Reaktion auch bei Verabreichung eines Placebos auftritt.

Die Temperaturerhöhung ist in der vorliegenden Studie ein Symptom aller drei Hauptalternativursachen. Sie wird durch die von VaQuFrF erzeugte Entzündungsreaktion und Wärmeregulation vor allem zu Therapiebeginn hervorgerufen. Ebenso ist sie Ausdruck der durch die Nukleosidanaloga der ART verursachten Immunmodulation. Bei den immunkomprimierten HIV-positiven Patienten sind die häufigen Infektionen von Temperaturerhöhung begleitet.

2.2.9 Reexposition und Pharmakologie

Spezifische Kausalitätshinweise können das Verschwinden der Symptomatik nach Absetzen des AMs und/oder das Wiederauftreten nach Reexposition sein. Bei der subkutanen Injektion ist das vor allem die starke Lokalreaktion, die während einer Medikationspause verschwindet und nach Reexposition erneut auftritt. Ein wie in den Arzneimittelrichtlinien[23] von 1991 empfohlener direkter Pathogennachweis im Gewebe oder in der Körperflüssigkeit des Patienten ist nur selten erfolgreich, zumal die im Blut nachweisbaren Mistellektin-Antikörper nicht die aktuelle Applikationsmenge bzw. Konzentration von VaQuFrF widerspiegeln. Nur auf der Basis des Vorliegens dieser spezifischen Kausalitätshinweise kann ein gesicherter Kausalitätszusammenhang zwischen dem AM und der UAW festgestellt werden.

Bleibt noch die pharmakologische / phänomenologische Plausibilität nach dem neuesten Stand medizinischen Wissens. Hierbei gilt es herauszufinden, ob eine bestimmte Symptomatik als Nebenwirkung bekannt ist, beim VaQuFrF vor allem als NW in der Therapie von Tumorpatienten.

Von Bedeutung für die Beurteilung des Kausalzusammenhanges ist das gleichzeitige Erfüllen mehrerer Kriterien der jeweiligen Kausalität, und zwar von zwei der vier für einen unwahrscheinlichen oder möglichen Kausalzusammenhang, drei der vier für einen wahrscheinlichen und vier der vier Kriterien für einen gesicherten Kausalzusammenhang des UEs mit der Prüfsubstanz VaQuFrF.

2.2.10 Schweregrad

In der Erfassung von UEs und UAWs spielt auch der Schweregrad eine Rolle. Jedes applizierte Medikament bewirkt spezifische Reaktionen im Körper, wovon meist nur der geringere Teil erwünscht ist, d.h. es treten bei jeder Medikamentengabe UEs bzw. UAWs auf. Wichtig in diesem Fall ist, inwieweit sie den Patienten beeinträchtigen oder sogar schädigen. Das hat Auswirkungen sowohl auf die weitere Studienteilnahme des Patienten als auch auf das Zulassungsverfahren für ein Medikament.[24] Liegen vorwiegend leichte bis mittelgradige UEs vor, sind die Risiken des AMs als gering einzustufen. Werden jedoch eher schwere UEs gemeldet, überwiegt das Risiko der Prüfsubstanz deren Nutzen.

Die Bewertung des UEs in Hinsicht auf den Schweregrad wird nach medizinischen Gesichtspunkten vorgenommen. Dabei erhalten hauptsächlich die Intensität, Dauer, Folgen und die eingeleiteten diagnostischen und/oder therapeutischen Maßnahmen Beachtung.[23] Parallel dazu soll gemäß den Definitionen eine Zuordnung des UEs zu den unerwarteten UEs und den schwerwiegenden UEs erfolgen.

Für die Phase II/III-Studie wurden folgende Schweregrade entsprechend den Richtlinien von Good Clinical Practice[38] ausgewählt:

1 *Leicht*   Das Symptom wird kaum vom Patienten wahrgenommen. Es beeinflusst nicht seine Leistungsfähigkeit und Tätigkeit. Gegen die Symptome ist eine Verschreibung von Medikamenten nicht notwendig, wegen der Persönlichkeitsstruktur des Patienten kann dies aber notwendig sein.

2 *Mittel*   Symptome von ernstzunehmender Stärke, die den Patienten beeinträchtigen; die die Ausführung täglicher Verrichtungen beeinflussen. Der Patient ist in der Lage an der Studie weiter teilzunehmen; eine Behandlung der Symptome kann notwendig sein.

3 *Schwer*   Die Symptome bewirken eine schwere Beeinträchtigung. Sie können so schwer sein, dass der Patient nicht weiter teilnehmen kann. Die Schwere führt zum Ende der Behandlung mit dem zu untersuchenden Medikament. Eine Behandlung der Symptome kann notwendig sein und/oder der Patient wird ins Krankenhaus verlegt.

Zur Erläuterung der Schweregrade jeweils ein Beispiel.

Eine Erkältung wird zwar vom Patienten wahrgenommen, aber normalerweise ist er nicht wesentlich in seiner Leistungsfähigkeit eingeschränkt. Die Verschreibung von Medikamenten ist nicht notwendig, d.h. hier liegt ein leichter Schweregrad vor.

Ist der Patient an einer Pneumonie erkrankt, nimmt er die Symptome derer sehr wohl wahr und ist im Allgemeinen in der Ausführung täglicher Verrichtungen eingeschränkt. In den meisten Fällen wird die Verschreibung von Medikamente notwendig sein, d.h. es handelt sich um ein UE mittleren Schweregrades.

Die Diagnose einer Hepatitis würde unmittelbar zum Absetzen des Medikaments führen und der Patient müsste im Bett liegen bleiben. In diesem Fall wäre das UE als schwer einzustufen.

2.2.11 Studienmedikation

Der Schweregrad und Verlauf des UEs haben Einfluss auf die Änderungen der Studienmedikation und/oder andere therapeutische (Gegen-)Maßnahmen. Voraussetzung für die Bewertung der Verträglichkeit bzw. des Risikos eines AMs ist die Kenntnis von der exakten Dosis zum Zeitpunkt des Auftretens des UEs. Die Dosis der Studienmedikation wird in den CRFs bei jeder Konsultation unabhängig von dem vorgegebenen Injektionsschema festgehalten. Im Falle einer Dosisänderung soll auf den Fragebögen zu den UEs die Art der Änderung sowie die exakte Dosierung der Studienmedikation in Mengeneinheiten unter den Gegenmaßnahmen angegeben werden. Die applizierten Dosen und Konzentrationen von VaQuFrF liegen außerhalb des zytotoxischen Bereiches.

Für die Dokumentation der UEs ist die Reaktion des Patienten nach Absetzen bzw. Unterbrechung und nach Reexposition erforderlich. Verschwindet die Reaktion nach dem Absetzen des AM oder tritt nach Reexposition des AM die gleiche Reaktion auf wie zuvor, liegt ein Zusammenhang mit der Prüfsubstanz nahe.

Im Rahmen der Studie wurde folgende Kodierung und Einteilung der Dosisänderungen von Iscador QuFrF vorgenommen:

0   Fortgesetzt
1   Dosis reduziert
2   Dosis erhöht
3   Unterbrochen
4   Nach Unterbrechung fortgesetzt
5   Abgesetzt

Die Änderung der Studienmedikation wird durchgehend bei allen aufgetretenen UEs in der Woche der Meldung auf dem Fragebogen eingetragen. Sollte die Änderung bis zur nächsten Meldung eines UEs anhalten, wird zu diesem Zeitpunkt die Studienmedikation als fortgesetzt angegeben. Obwohl sie nicht dem vorgegebenen Injektionsschema entspricht, wird sie in dem Fall nicht erneut geändert. Das kann unter anderem dazu führen, dass bei Angabe einer Erhöhung einer wesentlich reduzierten Studienmedikation diese noch immer unter der des Injektionsschemas liegt und umgekehrt.

Zur besseren Darstellung ein Exempel. In der Woche 8 wird aufgrund einer Lokalreaktion von 10 cm Durchmesser die VaQuFrF-Dosis von 1,0 mg auf 0,5 mg herabgesetzt, was mit einer Dosisreduktion auf dem Fragebogen zu den UEs dokumentiert wird. Aufgrund der anhaltenden Lokalreaktion über die Woche 12 hinaus, wird eine Injektionsdosis von 0,5 mg beibehalten. Dokumentiert wird in der Woche 12 die Fortsetzung der Dosis, obwohl diese unter der im Injektionsschema vorgeschriebenen liegt.

2.2.12 (Gegen-) Maßnahme

Bestandteil der Dokumentation der UEs sind die diagnostischen und therapeutischen Gegenmaßnahmen. Es erfolgt zum einen eine verbale Beschreibung mit genauer Dosisangabe und Dauer bei medikamentöser Therapie, zum anderen eine Kodierung der Gegenmaßnahme entsprechend dem ATC-Code der WHO-DRL[39] für die statistische Analyse.

Grundsätzlich soll bei jedem UE das Ergreifen einer Gegenmaßnahme nach dem folgenden Modus eingetragen werden:

0   Keine

1   Ja

       Wenn (Ja), dann Kodierung nach WHO- Drug Reference List

Auch die Änderung der Studienmedikation gilt als Gegenmaßnahme, jedoch nur bei dem zugehörigen, gemeldeten UE, nicht aber bei anderen UEs in derselben Woche, die mit der Studienmedikation in keiner Beziehung stehen. Das bedeutet, dass bei dem zur Änderung der Studienmedikation führenden UE diese auf dem Fragebogen zu den UEs sowohl bei der Studienmedikation als auch bei der Gegenmaßnahme aufgeführt wird.

Bei dem zur Änderung der Studienmedikation zugehörigen UE wird die Dosisänderung als Gegenmaßnahme in dieser Studie folgendermaßen kodiert:

(*)   Dosis reduziert
(+)   Dosis erhöht
(–)   Studienmedikation unterbrochen
(^)   Studienmedikation nach Unterbrechung weiter appliziert
(/)   Medikament abgesetzt

Um bei dem Beispiel der Dosisreduktion aufgrund einer starken Lokalreaktion zu bleiben; diese würde in der Woche 8 zur Angabe einer Dosisreduktion sowohl als Änderung der Studienmedikation als auch als Gegenmaßnahme angegeben werden. Dabei wird die Dosisreduktion mit (*) kodiert. Tritt in derselben Woche eine Arthralgie auf, wird auf dem zugehörigen Fragebogen zu den UEs die Dosisreduktion zwar als Änderung der Studienmedikation eingetragen, nicht aber als Gegenmaßnahme.

2.2.13 Klassifikationssystem

– WHO-DRL / ATC-Code

Von der WHO werden alle Arzneimittel in der WHO-Drug Reference List (WHO-DRL)[39] gesammelt. Dafür wurde ein Klassifikationssystem für AM entwickelt, der ATC-Code. A steht für Anatomical, T für Therapeutical und C für Chemical.

Der Code besteht aus einem Buchstaben, zwei Zahlen und zwei weiteren Buchstaben (Z 00 ZZ). Mittels des ersten Buchstabens ist eine Zuordnung des AMs zu einem Organsystem möglich. Dabei wurde versucht, die Buchstaben entsprechend den Anfangsbuchstaben des Organsystems auszuwählen, so dass eine sofortige allgemeine Zuordnung ohne gesondertes Nachschlagen in der Übersicht möglich ist. (Liste siehe im Anhang) Aus den Zahlen lässt sich auf eine Gruppe von Therapeutika zur Behandlung bestimmter Organe bzw. Organsysteme oder Erkrankungen und Symptome schließen. Die beiden letzten Buchstaben geben AM- bzw. Substanzgruppen an.

Zur Verdeutlichung wird die Kodierung von Aspirin dargestellt. Das AM wird je nach Indikation in der Therapie von Erkrankungen mehrerer Organsysteme eingesetzt, dementsprechend die Zuordnung zum Gastrointestinaltrakt (A für Alimentary System), zur Hämatologie (B für Blood Forming System) und dem Nervensystem (N für Nervous System). In der Anwendung als Analgetikum erhält Aspirin den Code N 02 BA. Die Zahl 02 kennzeichnet Analgetika. Von den letzten beiden Buchstaben steht das B für Nicht-Opioid-Analgetika und das A für Acetylsalicylsäure.

Mit Hilfe des Kodierungssystems kann nach Beendigung der Studie die Anwendung von Therapeutika ausgewertet werden, was die Beurteilung der UEs in ihrer Kausalität zur Studienmedikation VaQuFrF unterstützt.

2.2.14 Verlauf / Ausgang

Für die abschließende Beurteilung des Schweregrades des UEs sind die auf dem Fragebogen gemachten Angaben zum Verlauf bzw. Ausgang des gemeldeten UEs sehr wichtig, denn erst anhand dieser Information lässt sich das UE und seine Folgeschäden hinsichtlich einer Kausalität mit dem AM genauer einordnen. Letztendlich kann die Bewertung des Kausalzusammenhanges eines UEs erst nach der statistischen Analyse und Auswertung vorgenommen werden.

Laut der in der Studie angewandten Kodierung sind folgende Verläufe bzw. Ausgänge des UEs möglich:

1 Patient wieder hergestellt, keine Folgeschäden
2 UE gebessert
3 UE unverändert
4 UE verschlimmert
5 Bleibender Schaden
6 Missbildung
7 Tod
8 Unbekannt

In Ergänzung zu den erhobenen Daten eines UEs ist auf dem Fragebogen ein Bemerkungsfeld für Hinweise auf weitere Dokumentationen wie CRF oder Labordaten eingerichtet.
Dadurch erleichtert sich die Suche nach medizinisch-wissenschaftlich relevanten Daten im Zusammenhang mit dem UE.

Zusätzlich vermeidet man doppelte Ausfüllung eines Fragebogens zu einem UE, wenn dieses länger als 4 Wochen andauern und demzufolge bei zwei Konsultationen ein Fragebogen ausgefüllt werden würde, obwohl es dasselbe UE ist. Selbstverständlich erfolgt jedesmal vom Prüfarzt die Dokumentation im CRF.

Um bei rezidivierenden und chronischen UEs sowie Symptomen und Erkrankungen eine einheitliche Dokumentation sicherzustellen, wurden diesbezüglich Regelungen getroffen. Rezidivierende Erkrankungen mit einer Zeitspanne länger als 4 Wochen werden jedesmal als UE ohne Folgeschäden oder Persistenz gemeldet. Chronische Erkrankungen hingegen werden nur einmal als UE mit unverändertem bzw. gebessertem oder verschlimmertem Ausgang gemeldet. Im Bemerkungsfeld kann der Hinweis auf weitere Dokumentationen gegeben werden.

2.2.15 HIV-Stadium

Die medizinische Bewertung des UEs im Zusammenhang mit der HIV-Infektion bzw. AIDS-Erkrankung oder mit einem AM ist natürlich von dem HIV-Stadium des Patienten abhängig, das aus diesem Grunde in den Fragebogen zu den UEs aufgenommen wurde.

- **CDC-Klassifikation**

In der CDC-Klassifikation[19] wird die HIV-Infektion in drei klinische Stadien eingeteilt. Die Kategorie A umfasst die akute und die asymptomatische Infektion sowie die generalisierte Lymphadenopathie. In die Kategorie fallen alle symptomatischen HIV-positiven Patienten, die noch nicht im AIDS-Stadium sind. Alle AIDS-definierenden Erkrankungen sind in der Kategorie C zusammengefasst. Eine zweite Einteilung richtet sich nach der CD4+ T_H-Zellzahl/µl. Bisher ist nur eine Hochstufung in Folge einer Krankheitsprogression möglich, obwohl das seit den Therapieerfolgen der HAART umstritten ist. Ein Patient wird nur dann in die nächste Laborkategorie eingestuft, wenn die CD4+ T_H-Zellzahl bei zwei hintereinander folgenden Laborbestimmungen im Bereich der folgenden Kategorie liegt.

Tabelle 3: CDC-Klassifikation

Laborkategorie (CD4*-Zellzahl/µl)	Klinische Kategorie		
	A (asymptomatisch)	B (symptomatisch)	C (AIDS)
1 ≥ 500	A1	B1	C1
2 200 - 499	A1	B2	C2
3 < 200	A3	B3	C3

Da es sich in der durchgeführten Studie um HIV-positive Patienten handelt, muss jedes auftretende UE differentialdiagnostisch auf einen Kausalzusammenhang mit der HIV-Infektion bzw. der AIDS-Erkrankung, den erwünschten und unerwünschten Arzneimittelwirkungen der antiretroviralen Therapeutika sowie weiterer Medikamente geprüft werden.

2.3 Zusammenfassung

Zur Beurteilung der Kausalität von UEs zur Studienmedikation im Rahmen einer klinischen Studie bedarf es der ausführlichen und präzisen Dokumentation. Für die vorliegende Studie wurde ein Fragebogen zu den UEs entsprechend den geltenden Standards entworfen und angewendet. Der Fragebogen befindet sich im Appendix.

3 Die Mistel (Viscum album) und Iscador QuFrF

3.1 Mistelpräparate für HIV-positive Patienten

In der anthroposophisch erweiterten Heilkunde entstand die Idee zur Anwendung des in der Krebstherapie erfolgreichen Mistelextraktes bei HIV-positiven Patienten. Zusammen mit dem Verein für Krebsforschung in Arlesheim und in Kooperation mit dem Hiscia-Institut wurde ein Programm zur Erforschung und Zulassung von Iscador bei HIV-Infektionen und AIDS-Erkrankungen entwickelt. Die amerikanische Food and Drug Administration hat 1989 zum ersten Mal für ein pflanzliches Präparat eine IND für Iscador in der antiretroviralen Therapie vergeben.

3.2 Wirkungen von Iscador

3.2.1 Allgemeine Wirkungen

Laut der Monographie von Viscum album, erstellt von der Kommission C im Bundesgesundheitsamt und publiziert im Bundesanzeiger 38 (1986) 99A,[7] sind die hauptsächlichen Wirkungen von Iscador QuFrF:
- Steigerung der körpereigenen Abwehr- und Ordnungskräfte (Immunstimulation)[40]
- Anregung der Wärmeorganisation
- Hebung von Allgemeinbefinden und Leistungsfähigkeit[40]
- Verbesserung von Appetit und Schlaf
- Linderung tumorbedingter Schmerzen
- Hemmung malignen Wachstums ohne Beeinträchtigung gesunder Gewebe[15,41]

3.2.2 Klinische Anwendungsgebiete

In der Tumortherapie präsentieren sich unter der Behandlung mit Viscum album gute Ergebnisse hinsichtlich der Verlängerung der Überlebenszeit bei Mamma-Karzinomen, (Non-) Hodgkin-Lymphomen, Knochenmetastasen, Melanomen, Ovarial-Karzinomen, Kolon- und Rektum-

Karzinomen sowie bei Blasentumoren.[42,43] Bei Patientinnen mit Cervixdysplasien, hervorgerufen durch eine Infektion mit dem Humanen Papilloma Virus, wurden Remissionsraten von ca. 70% beschrieben.[44]

Die antivirale Wirksamkeit von Viscum album zeigt sich unter der Behandlung der chronischen Hepatitis C. Es wird eine ähnlich gute Viruseliminierung mit Iscador erreicht wie mit der Interferon-α Therapie, jedoch begleitet von weniger Nebenwirkungen.[45]

Seit Beginn der therapeutischen Anwendung von Mistelpräparaten gehört die rheumatoide Arthritis zu den Indikationen. Dabei kann eine Steigerung der immunologischen Abwehr mit einer rückläufigen Entzündung und Regeneration des Gewebes sowie eine Reduzierung des Schmerzes erzielt werden.[46]
Eine Verminderung des Pruritus und allgemeine Besserung des Hautbildes tritt bei der Behandlung der Neurodermitis mit Mistelpräparaten ein. Erfolge konnten auch in der Therapie des Lichen Ruber verzeichnet werden.[47]

Angesichts der immunmodulativen Wirkung von Iscador QuFrF sowie der Verbesserung von Appetit, Schlaf, Allgemeinbefinden, Körpergewicht und Leistungsfähigkeit liegt eine Anwendung des Präparates beim Chronic Fatigue Syndrom (CFS)[48] und bei immungeschwächten HIV-positiven Patienten nahe. Die Symptomatik des CFS und des AIDS-Related-Complexes gleichen einander, so dass ein ähnlicher Mechanismus der Schwächung des Immunsystems vermutet wird.[49]
Ausdruck der Immunmodulation durch Iscador QuFrF sind die unter der Behandlung stabilen Werte der b-DNA und der mit dem HI-Virus infizierten CD4+ T_H-Zellen bei HIV-positiven Patienten über einen Zeitraum von einem Jahr.[50] Parallel dazu bleibt der klinische Status über lange Zeit konstant, d.h. es kommt zu keiner Progression der HIV-Infektion. Bei ca. ¾ der Probanden verbessert sich die Lebensqualität, Verschlechterungen treten nicht auf.

3.2.3 Immunologische Wirkungen

Im Rahmen der Studie sind vor allem die immunologischen Wirkungen von Belang, von denen einige bisher nur in vitro, andere in vivo nachgewiesen werden konnten. Mistelextrakte stimulieren das spezifische und das unspezifische Immunsystem, nachgewiesen durch eine Vielzahl aktivierter, unterschiedlicher Zytokine und Zellmediatoren sowie immunkompetenter Zellen beider Systeme.

Als Teil des unspezifischen Immunsystems wehren Makrophagen und neutrophile Granulozyten im Zusammenspiel mit verschiedenen gelösten Stoffen unspezifisch Bakterien, Viren und Fremdkörper ab. Aktiviert durch Interferone, die oft von den virusbefallenen Zellen selbst abgegeben werden, wehren CD16/56+ NK-Zellen eingedrungene Viren ab und erhöhen die Virusresistenz noch nicht infizierter Zellen.

Im spezifischen Immunsystem sind neben den für die Repräsentation der Erreger notwendigen Makrophagen die T-Lymphozyten (CD3) und die Antikörper-produzierenden B-Lymphozyten an der Immunreaktion beteiligt.[51,52] Hauptvermittler der spezifischen zellulären Abwehr ist das von Makrophagen sezernierte IL-1, das vorwiegend T-Lymphozyten aktiviert. Sie vermitteln zwischen den an der Abwehr beteiligten Zellen, kontrollieren virusinfizierte Zellen, Pilze und Parasiten, und sie bewirken die verzögerte Immunantwort. Durch T_H-Lymphozyten werden mittels IL 4 die B-Lymphozyten und mittels IL-2 die T_S-Zellen (CD8+), die T_C-Zellen und die T_H-Zellen (CD4+) selbst aktiviert. Für die Abtötung von virusinfizierten und von Tumorzellen sowie für Transplantatabstossung sind die T_C-Zellen verantwortlich.

Regelmäßige subkutane Injektionen eines Mistelextraktes (2x/Woche über 4 Wochen) bei Tumorpatienten rufen bei allen Patienten eine Akute-Phase-Reaktion hervor[53] und führen zu einer Erhöhung der peripheren Zellzahl von aktivierten CD3+ T-Lymphozyten und CD16/56+ NK-Zellen.[54] Neben IL-1 und TNF-α ist IL-6 einer der wichtigsten Regulatoren der Akute-Phase-Reaktion.

Eine wesentliche Aufgabe der Haut besteht in der Abwehrfunktion auf immunologischer und molekularer Ebene, die als Skin Immune System (SIS) beschrieben wird.[55] Eindringende Antigene wie das subkutan applizierte Mistelextrakt sensibilisieren die Lymphozyten und rufen mittels der „homing" genannten T-Zellwanderung in die Haut eine Immunantwort hervor. An der kutanen Inflammation sind verschiedene Zytokine beteiligt wie IL-1, IL-2, IL-4, IL-6, IL-8 und TNF-α.[55]

GORTER et al.[56] bestimmten um die Injektionsstelle von Iscador QuFrF herum ein dichtes perivaskuläres Infiltrat zu 60% aus Lymphozyten (CD4/CD8-Ratio ≅ 1:1) und zu 40% aus Makrophagen bestehend. Fast alle T-Zellen exprimierten Aktivierungsmarker (CD25+ und ca. 80% CD38+), die meisten den Proliferationsmarker CD71+. Die Zellzusammensetzung spricht für ein unspezifisches inflammatorisches Infiltrat.
Parallel zu der lokalen Entzündungsreaktion präsentierte sich im peripheren Blutbild ein Abfall der CD4+ und CD8+ T-Lymphozyten, obwohl die absolute Zahl aktivierter T-Zellen (CD3/25 und

CD8/38) stieg. Wahrscheinlich liegt hier ein "compartment-shifting" immunkompetenter Zellen an den Ort der Injektion wie oben beschrieben vor.

Die Mistellektine gehen eine Vielzahl von Bindungen mit verschiedenen Zellen des Immunsystems ein und entwickeln über diesen Weg ihre immunmodulatorische Wirkung. Im Immunfluoreszenznachweis zeigten HOSTANSKA et al.[11] nach 24stündiger Inkubation die Bindung von ML I an Monozyten und Granulozyten und in etwas geringerer Dichte an Lymphozyten.

Wahrscheinlich sind Lektin-Zucker-Interaktionen auf der Zelloberfläche immunkompetenter Zellen für die gesteigerte Genexpression und Proteinsynthese von den Interleukinen IL-1α (Makrophagen), IL-2β (T_{H1}-Zellen), IL-6 (T_{H2}-Zellen) und TNF-α (T_{H1+2}-Zellen), IFN-γ (T_S-, T_{H1}-Zellen, NKZ), GM-CSF (T_{H1+2}-Zellen) und IL-10 (T_{H2}-Zellen) verantwortlich. IL-1 und TNF-α wirken durch Downregulation der viralen Transkription antiviral. Die von T-Lymphozyten sezernierten Interleukine IL-4, IL-5 und IL-6 führen zur Aktivierung der B-Zellen und somit zur Antikörper-Bildung.

In toxischen Konzentrationsbereichen ≥25 μg/ml Iscador QuFrF wird eine deutliche Zunahme des Zelltodes durch Apoptose und Zellnekrose für CD4+ und CD8+ T-Zellen im 3D-Kollagenmatrixmodel gezeigt.[9] BÜSSING et al.[10] stellten dar, dass aktivierte immunkompetente CD8+ T_C-Zellen sensibler auf den ML-induzierten Zelltod reagieren als CD19+ B-Zellen oder CD4+ T_H-Zellen.

In niedrigen Konzentrationen von 2,5 μg/ml überwiegen die immunmodulatorischen Wirkungen von VaQuFrF. Bei den Untersuchungen wurde deutlich, dass die Wirkungen der Mistel abhängig sind von der Applikationsform, dem Extrakt und der individuellen Dosis.[57]

3.2.4 Nebenwirkungen

Von besonderem Interesse für die vorliegende Studie sind die bekannten Nebenwirkungen von Iscador, die zumeist während der klassischen Behandlung von Krebspatienten mit diesen Präparaten aufgetreten und erhoben worden sind. Sie sind in der Monographie von Viscum album detailliert aufgeführt.[7,58]

3.2.4.1 Steigerung der Körpertemperatur

Als Ausdruck der Immunmodulation nach Iscador-Injektion entsteht v.a. zu Therapiebeginn eine Entzündungsreaktion mit der typischen Temperaturerhöhung. Es ist also ein Zeichen des Ansprechens des Patienten auf die Iscador-Dosis und sollte auf keinen Fall mit Antipyretika unterdrückt werden. Zudem regen Mistelpräparate die Wärmeregulation an und harmonisieren den circadianen Temperaturrhythmus.

3.2.4.2 Lokale Entzündungsreaktion an der Einstichstelle der subkutanen Injektion

Iscador bewirkt als Antigen und durch die Vermittlung verschiedener Zytokine eine Lokomotion von Makrophagen, Neutrophilen Granulozyten und Lymphozyten zum Ort der Injektion. Auch das ist ein Zeichen des Ansprechens des Patienten auf die Iscador-Dosis.[13,59]

3.2.4.3 Fieber über 38°C

Mit dem Fieber können Symptome wie Abgeschlagenheit, Frösteln, allgemeines Krankheitsgefühl, Kopfschmerzen und kurzzeitige Schwindelanfälle einhergehen. Sie dauern selten länger als drei Tage an und lassen zum großen Teil auf eine aktivierte Immunantwort schließen.[60]

3.2.4.4 Lokalreaktion über 5 cm Durchmesser

Die weitaus häufigste beschriebene Nebenwirkung der subkutanen Iscador-Injektion ist die Lokalreaktion. Wie bereits erläutert wird durch die Lokomotion unterschiedlicher immunkompetenter Zellen zum Injektionsort hin eine Entzündungsreaktion hervorgerufen. Sie äußert sich in den klassischen lokalen Zeichen Rubor, Calor, Tumor, Dolor und Functio laesa mit anschließender Restitutio ad integrum.
Bis zu 5 cm Durchmesser örtliche Entzündungsreaktionen gerade am Beginn der Therapie mit Iscador gelten als Zeichen des Ansprechens des Patienten auf die verabreichte Dosis und sind unbedenklich.[13,61]

3.2.4.5 Allergische oder allergoide Reaktionen

Diese treten meist als IgE-vermittelte sofortige Überempfindlichkeitsreaktionen des Typ I auf, z.B. Urtikaria, generalisierter Pruritus, lokale oder generalisierte Exantheme, Blasenbildung, Quinke Ödem, Schüttelfrost, Atemnot, Schock. Sie machen ein sofortiges Absetzen des Präparates und ärztliche Behandlung erforderlich.

Aber auch zellvermittelte verzögerte Überempfindlichkeitsreaktionen vom Typ IV wie die Kontaktdermatitis werden beschrieben.[62]

3.2.4.6 Knotenbildung am Injektionsort bei subkutaner Injektion

Während der Akuten-Phase-Reaktion wandern unter anderem Granulozyten ins Gewebe ein, die zu einer lokalen Verhärtung führen können.[63,64]

3.2.4.7 Thrombophlebitis bei versehentlicher intravenöser Injektion

Die Iscador-Injektion führt auch intravenös zu einer Entzündungsreaktion.

3.2.4.8 Hirndruckerhöhung bei primären Hirn- und Rückenmarkstumoren oder intrakraniellen Metastasen

Aufgrund einer entzündlichen Lokalreaktion mit Ödem im Gebiet des Tumorherdes kann sich eine intrakranielle Druckerhöhung entwickeln.

3.2.5 Unerwünschte Ereignisse und Toxizität

3.2.5.1 Unerwünschte Ereignisse unter Viscum album-Therapie

Bekannte Veränderungen von Laborparametern unter Iscador-Therapie sind eine leichte Erhöhung von Harnstoff und Kreatinin sowie ein leicht erniedrigter Hämatokrit- und Hämoglobinwert bei Iscador-Dosen von 5 mg. Die niedrigen Werte des Gesamtproteins werden hauptsächlich durch eine Verminderung des Albumins verursacht. Alle diese Modifikationen bleiben innerhalb der Normwerte für Alter und Geschlecht und verschwinden nach Ende der Therapie.[60]

Die signifikante Eosinophilie steht in keiner Relation zu den klinisch auftretenden Unerwünschten Ereignissen.[65] Nach Absetzen von Iscador kehren die Werte in den Normalbereich zurück. Die zu Beginn der Therapie in einigen Fällen auftretende Lymphopenie wird als "compartment-shifting" in der Stimulationsphase des Immunsystems gedeutet.

In der Literatur wird ein Verschwinden des prämenopausalen erythematösen Exanthems beschrieben.[66] In höheren Iscador-Dosen werden allergische Reaktionen[62] und Überempfindlichkeitsreaktionen wie Urtikaria, Quincke Ödem und Fieber verursacht.[67]
Es wird von einem Fall einer immunologisch bedingten hämorrhagischen Kolitis berichtet, die nach Iscador-Anwendung bei einem Mamma-Karzinom mit starker Eosinophilie und Linksverschiebung auftrat.[68]
Nach oraler Einnahme von Viscum album kann eine allergische Rhinitis auftreten.[69]

Bei dem WHO Collaborating Centre for International Drug Monitoring[70] wurden unter anderem folgende Fälle mit mehr als drei Meldungen registriert, die als UEs während Mistelextrakt-Therapien vorgekommen sind. Das sind erythematöses Exanthem (14), Pruritus (5), Bauchschmerzen (4), anaphylaktische Reaktion (8), Fieber (7), Dyspnoe (7), Kreislaufstörungen (9) und Tachykardien (4). In diesem Zeitraum wurden 126 Millionen Ampullen Iscador auf den Markt gebracht, wobei nur 22 von 93 Fällen mit 35 von 188 Symptomen auf das Medikament Iscador entfallen. Die am häufigsten betroffenen Organsysteme sind die Haut und Lokalreaktionen, das zentrale und periphere Nervensystem, Allgemeinerkrankungen, das Gastrointestinalsystem, das Respirationssystem, das kardiovaskuläre System und das Muskuloskeletale System. Leider ist aus den veröffentlichten Daten kein Zusammenhang mit Begleittherapien oder Grunderkrankungen ersichtlich.

Wechselwirkungen mit anderen Medikamenten sind bisher nicht bekannt. Es wird aber aus Gründen der Vorsicht empfohlen, Iscador nicht mit anderen Arzneimitteln in einer Spritze aufzuziehen.

3.2.5.2 Unerwünschte Ereignisse und Toxizität bei HIV-positiven Patienten

Von STOSS et al.[60] wurde die Toxizität von Iscador QuFrF und Iscador Qu Spezial bei HIV-positiven Patienten bestimmt. Während der Untersuchung konnte bei beiden Mistelpräparaten eine gute Verträglichkeit beobachtet werden; toxische Nebenwirkungen traten nicht auf. Die Progression der HIV-Infektion wurde gehemmt.

Bei den HIV-positiven Probanden blieben die wichtige CD4+ T_H-Zellzahl in % und die CD4/CD8-Ratio fast durchweg konstant. In allen Gruppen stieg die CD3/CD25-Zellzahl signifikant an. Über die 15 Monate der Studie verbesserte sich die Lebensqualität bei 76% der Probanden, bei keinem Probanden verschlechterte sie sich.

Die am häufigsten auftretenden Unerwünschten Ereignisse sind systemische Reaktionen wie grippeähnliche Symptome, leichte Infektionen oder Entzündungen (Sinusitis, Gingivitis, Herpes, Candida), Müdigkeit, Kopfschmerzen und Erythema an der Injektionsstelle. Alle UEs sind von leichtem bis mittelgradigem Schweregrad und treten schon bei Iscador-Dosen von < 1 mg VaQuFrF auf. Häufig zeigte sich im Blutbild eine Eosinophilie. Die zu Beginn der Studie in einigen Fällen aufgetretene Lymphopenie wird als "compartment-shifting" in der Stimulationsphase des Immunsystems gedeutet.

3.2.6 Gegenanzeigen

Wie bei jedem Medikament existieren Gegenanzeigen.
- Bekannte Allergie auf Iscador
  Eine Fortsetzung der Therapie mit Iscador ist erst nach erfolgreicher Desensibilisierung mit einschleichender Dosierung möglich.
- Akut entzündliche bzw. hoch fieberhafte Erkrankungen (Körpertemperatur >38°C)
  Die Behandlung sollte bis zum Abklingen der Entzündungszeichen unterbrochen werden.
- Tuberkulose
- Hyperthyreose mit unausgeglichener Stoffwechsellage
- Primäre Hirn- und Rückenmarkstumoren oder intrakranielle Metastasen mit Gefahr einer Hirndruckerhöhung aufgrund einer perifokalen Hyperämie
- Schwangerschaft

Bisher sind keine Wirkungen bekannt geworden, die gegen eine Anwendung von Iscador in der Schwangerschaft sprechen.

3.2.7 Zusammenfassung

Zusammenfassend lassen sich einige wichtige Wirkungen nennen.
Mistelextrakte wirken individuell, wahrscheinlich abhängig vom persönlichen Immunstatus. Je früher eine Behandlung mit Mistelextrakten begonnen werden kann, desto größer scheinen die

Behandlungserfolge zu sein. Mistelextrakte haben eine lebensqualitätssteigernde Potenz bei Patienten mit Immundefekt. Es konnten keine toxischen Nebenwirkungen oder eine genotoxische Potenz gefunden werden, im Gegenteil sogar eine genoprotektive und antimutagene Potenz.

In Abhängigkeit von Dosierung und Inhaltsstoffen eines Mistelextraktes scheinen unterschiedliche Wirkmechanismen aktiviert zu werden: so sind die immunstimulierenden Effekte eher in niedrigen Konzentrationen zu beobachten und in höheren Konzentrationen die zytotoxischen Reaktionen. Mistellektine wirken stimulierend sowohl auf das unspezifische als auch auf das spezifische Immunsystem und stimulierend auf die Produktion unterschiedlichster Zytokine. Es erfolgt eine Aktivierung der Akute-Phase-Reaktion, eine Proliferation von T-Zellpopulationen und eine Lokomotionssteigerung von CD4+ und CD8+ T-Zellen. Insbesondere die Mistellektine bewirken eine Proteinbiosynthesehemmung. In Reaktion auf die ML werden Mistellektin-Antikörper induziert, die die ML durchaus potent hemmen können. Ebenso wirken Serumglykoproteine stark hemmend auf ML.

Für eine immunmodulierende Wirkung wird eine periphere s.c.- oder i.v.-Injektion empfohlen, für zytotoxische Wirkungen dagegen eine transtumorale Injektion.

4 Antiretrovirale Therapie der HIV-Infektion

4.1 HIV-Infektion und AIDS

Laut WHO und UNAIDS leben weltweit ca. 30 Millionen HIV-positive Menschen und sind über 3 Millionen Menschen an AIDS erkrankt.[16] In Europa und Amerika tritt vorwiegend das HIV-1 Virus mit den Gruppen M und O auf, die M-Gruppe wird noch in die Subtypen A-H unterteilt. Auf dem afrikanischen Kontinent, wo im globalen Maßstab die meisten Infektionen gemeldet werden, überwiegt das HIV-2 mit den Subtypen A-E. Das HI-Virus überträgt sich horizontal über die Körperflüssigkeiten Sperma, Fluor und Blut und vertikal über die Plazenta.

Im Jahre 1983 wurde das Humane Immundefizienz Virus (HIV) aus der Familie der Retroviren entdeckt[17] und nach einigen Monaten als Erreger des Aquired Immunodeficiency Syndrome AIDS (erworbenes Immundefekt-Syndrom) identifiziert.[18] Bevorzugt werden CD4+ T_H-Lymphozyten und Makrophagen mit dem HI-Virus infiziert. Nach dem akuten HIV-Syndrom mit einer HIV-spezifischen humoralen und zellvermittelten Immunantwort folgt eine Latenzphase bis zu mehreren Jahren, währenddessen sich die HIV-Infektion im lymphatischen Gewebe verbreitet. Allmählich nimmt die Funktion der immunkompetenten Zellen als Folge der ständigen Immunstimulation ab und die Zahl der CD4+ und CD8+ T-Lymphozyten sinkt. Die Patienten leiden an allgemeiner Schwäche, Fieber, Gewichtsverlust und Lymphadenopathie, dem sogenannten AIDS-Related-Complex. Aufgrund der Insuffizienz der zellvermittelten Immunität erkranken die Patienten häufig an z.T. opportunistischen Infektionen, das Nervensystem degeneriert und es treten maligne Neubildungen auf. Das Finalstadium AIDS ist durch eine Anzahl opportunistischer Infektionen, eine hohe Viruslast und eine T_H-Lymphozytenzellzahl <50/µl definiert.[71]

4.2 Human Immundefizienz Virus

Das HI-Virus ist von einer Lipidmembranhülle mit Glykoproteinen (gp) wie dem gp 41 an der Innenseite und dem gp 120 an der Außenseite umgeben. Der Kern besteht aus einer äußeren Membran aus dem Protein p 17 und einem Kapsid aus dem Protein p 24. Im Innern des Kerns liegen zwei identische RNS-Stränge und die viralen Enzyme Reverse Transkriptase, Integrase, Protease.[20]

Nach der Inkorporation des HIV in die Zelle werden die viralen Enzyme aktiviert. Die Reverse Transkriptase schreibt die virale RNS in einen DNS-Doppelstrang um und löst so die Virusproduktion aus. Infizierte Zellen expremieren das virale Glykoprotein gp 120, das sich an CD4-T-Zellrezeptoren binden kann. Bei der anschließenden Fusion von Zellmembranen wird das HIV übertragen.
Katalysiert durch die Integrase wird die virale DNS nach der Transkription in die Wirtszell-DNS eingebaut, wo sie über Monate oder Jahre latent anwesend bleiben kann. Nach Aktivierung der T_H-Lymphozyten durch Antigene oder Zytokine beginnt eine virusinduzierte Proteinsynthese.

4.3 Antiretrovirale Therapie in der Studie

Die HIV-positiven Patienten der Studie wurden in zwei Arme eingeteilt. Die Patienten im Arm I applizierten die Studienmedikation VaQuFrF in der Monotherapie. In den Arm II wurden Patienten eingeschlossen, die adjuvant zu VaQuFrF eine Antiretrovirale Therapie (ART) erhielten. Zum Zeitpunkt des Studienbeginns 1995 war das hauptsächlich Retrovir (AZT) in der Kombination mit Epivir (3TC) und/oder anderen Nukleosidanaloga. Heute werden AZT und 3TC als ein Combivir-Präparat angeboten.

Auf der Internationalen World-AIDS-Conference in Vancouver, Canada 1996 wurden die Zweier- und Dreierkombinationen von Nukleosidanaloga mit Proteaseinhibitoren in Form der High Active Antiretroviral Therapy (HAART) vorgestellt.[19] Damit konnte laut präsentierten Ergebnissen die Viruslast auf ein Minimum unter die Nachweisgrenze von 500 Kopien/ml reduziert und der Verlauf der HIV-Infektion verlangsamt werden. In der Aussicht auf eine längere Überlebenszeit entschieden sich viele Patienten für die Kombinationstherapie mit unterschiedlichen antiretroviralen Therapeutika.
Die neuen Möglichkeiten der HAART wirkten sich auch auf die HIV-positiven Patienten im Arm I der Studie aus, die bis dato keine ART in Anspruch genommen hatten. Einige von ihnen begannen entweder vor oder nach Studienabschluss mit einer ART, wurden aber weiterhin in dem Full Analysis Set beobachtet.

In der Studienzeit standen folgende antiretroviralen Therapeutika zur Verfügung:[21,19]

Tabelle 4: Antiretrovirale Therapeutika

Abkürzung	Substanz (Handelsname)	Standarddosierung
Nukleosidanaloga (Reverse Transkriptase Inhibitoren)		
AZT	Azido-Thymidin / Zidovudin (Retrovir®)	2 x 250 mg
3TC	Lamivudin (Epivir®)	2 x 150 mg
d4T	Stavudin (Zerit®)	2 x 30 mg (<60 kg)
		2 x 40 mg (>60 kg)
DdC	Zalcitabin (Hivid®)	3 x 0,75 mg
DdI	Didanosin (Videx®)	2 x 200 mg
Proteaseinhibitoren		
SQV	Saquinavir (Invirase®)	3 x 600 mg
IDV	Indinavir (Crixivan®)	3 x 800 mg
RTV	Ritonavir (Norvir®)	2 x 600 mg
NFV	Nelfinavir (Viracept®)	3 x 250 mg
Non Nukleosidanaloga (Reverse Transkriptase Inhibitoren)		
NVP	Nevirapin (Viramune®)	2 x 200 mg

Sowohl die Nukleosidanaloga als auch die Non-Nukleosidanaloga hemmen die Reverse Transkriptase des HI-Virus.[72,73] Nach Aufnahme der Nukleosidanaloga in die Wirtszelle werden diese zu Triphosphaten phosphoryliert und konkurrieren mit den zelleigenen Triphosphaten um die Bindung an die Reverse Transkriptase. Durch den Einbau der falschen Triphosphate in die Wirtszell-DNA wird ein Kettenabbruch bewirkt. Im Gegensatz dazu hemmen die Non-Nukleosidanaloga die virale, Reverse Transkriptase durch eine kompetitive Bindung, werden jedoch nicht in die Wirtszell-DNA eingebaut, wodurch sie besser verträglich sind. Beide Pharmakogruppen verhindern die Infektion gesunder Zellen mit dem HI-Virus.

Die Proteaseinhibitoren können den viralen Reifungsprozess auch in infizierten Zellen hemmen.[73] Beim Ablesen des Virusgenoms für die Replikation werden die Polyproteine durch die Protease in einzelne, für das HI-Virus notwendige Proteine aufgetrennt. Wird dieser Vorgang unterbunden, können keine funktionsfähigen Virushüllen entstehen und andere Zellen infiziert werden.

4.4 Nebenwirkungen der ART

Die Kombinationstherapie in der ART verzögert bzw. beugt Resistenzentwicklungen des HI-Virus gegenüber einzelnen Pharmazeutika vor. Im Allgemeinen addieren sich die Wirkungen der antiretroviralen Medikamente. Ein Teil von ihnen wirkt synergistisch, wie z.b. AZT und ddC. Antagonistisch wirkende Substanzen, z.b. AZT und d4T, sollten nicht gleichzeitig appliziert werden.[21]

Wie alle Medikamente rufen auch die ART viele Nebenwirkungen hervor.[74] Insbesondere während der ersten drei Monate nach Therapiebeginn mit einer ART treten häufig NW auf.

In der folgenden Übersicht sind die Nebenwirkungen der antiretroviralen Therapeutika denen von Iscador VaQuFrF gegenübergestellt.[21,22,75] Daraus wird die Überschneidung der NW der unterschiedlichen Medikamente deutlich und somit die Schwierigkeit der Zuordnung eines entsprechenden Symptoms bzw. im Rahmen der Studie eines UEs zu einem Pharmakon. Ein Großteil der aufgeführten Symptome sind ebenfalls typische Symptome der HIV-Infektion bzw. der AIDS-Erkrankung, so dass die Entscheidung bezüglich der Ursache eines Symptoms bzw. eines UEs noch diffiziler wird. Dazu zählen vor allem Fieber, Diarrhoe, Nausea/Vomitus, Periphere Polyneuropathien, Kopfschmerzen, Müdigkeit/Abgeschlagenheit, Hautveränderungen, Anämie und Thrombozytopenie.

Mistel (ISCADOR)	AZT (Retrovir)	3TC (Epivir)	D4T (Zerit)
subcutan	oral	oral	oral
*Lokalreaktion Anaphylaktische Reaktion Anaphylaktischer Schock *Exanthem *Pruritus Urticaria mit Ödem	Exanthem		Exanthem
Parästhesien			*Periphere Neuropathie
*Fieber	Fieber	Müdigkeit	Fieber
	Myalgie	Myalgie	Myalgie
*Kopfschmerz Schlaflosigkeit Kreislaufstörungen Hypotension / Tachykardie	*Kopfschmerz	*Kopfschmerz *Schlaflosigkeit Schwindel	*Kopfschmerz *Schlaflosigkeit
Nausea Bauchschmerzen Diarrhoe	*Nausea *Bauchschmerzen Diarrhoe	Nausea Bauchschmerzen *Diarrhoe	*Nausea Diarrhoe
*Gingivitis			
Kreatinin erhöht	Transaminasen erhöht	Amylase erhöht	Alkal.Phosphatase erhöht
Urea erhöht	Bilirubin erhöht		
Dyspnoe			PcP häufiger
Rigor		Depression	Anorexie
Eosinophilie Hb / Hk erniedrigt	Neutropenie Anämie und MCV erhöht Thrombopenie	Neutropenie Anämie	
BHS ?	BHS (+++)	BHS (+)	BHS (+)

ddI (Videx)	**ddC (Hivid)**	**SQV = Saquinavir (Invirase)**	**IDV = Indinavir (Crixivan)**
oral	oral	oral	oral
*Pruritus	*Exanthem Pruritus		
*Periphere Neuropathie	*Periphere Neuropathie		
Fieber	Fieber Müdigkeit Myalgie		Schlaflosigkeit
*Kopfschmerz	*Kopfschmerz	Kopfschmerz	Kopfschmerz
Nausea	Nausea	Nausea Bauchschmerz	*Nausea
*Diarrhoe	Diarrhoe Obstipation *Stomatitis SH-Ulcera	*Diarrhoe	Diarrhoe
*Pankreatitis Transaminasen erhöht	Pankreatitis Transaminasen erhöht	Amylase erhöht Diabetogene Entgleisung CK erhöht	Stammfettsucht
Hyperurikämie			Nephrolithiasis
Pneumonien häufiger Krampfanfälle			keine Antihistaminika keine Benzodiazepine
BHS (+-)	BHS (+-)	BHS (-)	BHS (-)

RTV = Ritonavir (Norvir)	**NFV = Nelfinavir (Virazept)**	**NVP = Nevirapin (Viramune)**	**DLV = Delavirdin (Rescriptor)**
oral	oral	oral	oral
Parästhesien perioral Parästhesien peripher	Exanthem	*Exanthem Steven-Johnson-Syndrom	Exanthem
*Asthenie		Kopfschmerz *Fieber Myalgie	Kopfschmerz
Nausea Vomitus metallischer Geschmack *Diarrhoe	Nausea Bauchschmerz / Blähungen *Diarrhoe	*Nausea	*Nausea Diarrhoe
Transaminasen erhöht Triglyceride erhöht			
viele WW mit anderen AM	Pillenwirkung gesenkt		
BHS (-)	BHS (-)	BHS (-)	BHS (-)

5 Methoden

5.1 Studienziele

In der prospektiven, Open-Label Phase II/III-Studie wurde die immunmodulative und antiretrovirale Wirksamkeit von Iscador QuFrF bei HIV-positiven Patienten über einen Zeitraum von 48 Wochen (11 Monate) geprüft. Hauptziel war die Senkung der Viruslast um mindestens 0,5 log-Stufen. Als Nebenziel war eine Verzögerung der Progression der HIV-Infektion angestrebt, gemessen an der Reduktion der CD4+ T-Helfer-Lymphozyten (CD4-T_H) um weniger als 8% in einem Jahr und gemessen an der Erhöhung des Serum-β-2-Mikroglobulin um weniger als 200 µg/l in einem Jahr. Progression in einer Gruppe wurde mittels der Anzahl der Progressionen der HIV-Infektion anhand der CDC-Klassifikation bestimmt. Bestandteil jeder klinischen Studie ist die präzise Dokumentation unerwünschter Ereignisse sowie die Bestimmung der Verträglichkeit der Therapie, auf die im Rahmen der vorliegenden Arbeit besonders eingegangen wird.

5.2 Studiendesign

Laut Studiendesign wurden die 103 in die Studie eingeschleusten, ambulanten Patienten zwei Armen zugeteilt:
Arm I : VaQuFrF-Monotherapie
Arm II : VaQuFrF-Therapie adjuvant zur antiretroviralen Therapie
Das primäre Studienziel war die Untersuchung eines Unterschiedes bezüglich der Wirksamkeit zwischen der adjuvanten Therapie von VaQuFrF zu einer ART und einer Monotherapie mit VaQuFrF.

5.3 Zielvariablen

Die primären Zielvariablen waren die b-DNA/Viruslast, die CD4+ T_H-Zellzahl und das β-2-Mikroglobulin. Zu den sekundären Zielvariablen zählten die Lebensqualität laut SELT, der

Karnofsky-Index, das Körpergewicht, das Allgemeinbefinden und die CDC-Klassifikation der HIV-Infektion bzw. AIDS-Erkrankung. Zusätzlich wurde die Verträglichkeit und Toxizität von VaQuFrF bestimmt, indem alle UEs dokumentiert wurden und die Lokalreaktion anhand der Parameter (Schwellung, Induration, Temperatur, Juckreiz, Hautrötung und Durchmesser) präzise beschrieben wurde. Die körperliche Untersuchung, die Lebensqualität und Abweichungen von den Normwerten der hämatologischen und biochemischen Laborparameter fanden ebenfalls Eingang in die Beurteilung.

5.4 Meßmethoden

Die Patienten sollten nach Aufklärung und Erlernen der Applikationstechnik VaQuFrF zweimal wöchentlich morgens selbst subkutan injizieren. Zur Kontrolle der regelmäßigen Injektion wurden die Mistellektin-Antikörper im Labor der Hiscia gemessen. Allerdings sind sie nicht als aktueller Parameter einer fehlenden Injektion geeignet, sondern sie geben lediglich einen Gesamteindruck der VaQuFrF-Applikation während der vorangegangenen Monate wieder.

Während der monatlichen Visiten beim Prüfarzt wurden eine aktuelle Anamnese erhoben und eine körperliche Untersuchung durchgeführt, außerdem die Haupt- und Nebenzielkriterien (b-DNA/Viruslast, CD4+ T_H-Lymphozytenzahl und β-2-Mikroglobulin) bestimmt.

Zur Messung der b-DNA wurden der HIV-RNA 1.0 Quantiplex^{TM}-Test mit einer unteren Nachweisgrenze von 10,000 Kopien/ml und später der HIV-RNA 2.0 Quantiplex^{TM}-Test mit einer unteren Nachweisgrenze von 500 Kopien/ml verwendet. Bei den Patienten, deren b-DNA das Labor anfänglich mit HIV-RNA 1.0 bestimmt hatte, wurde die untere Nachweisgrenze von 10,000 Kopien/ml beibehalten.
Für die Bestimmung der CD4+ T_H-Zellzahl wurde ein FACScan Durchflusszytometer eingesetzt, für die Messung des β-2-Mikroglobulins ein IMx β-2-Mikroglobulin Enzymimmunoassay. Gleichzeitig mit den CD4+ T_H-Zellen wurden die Konzentrationen der CD8+ T-Suppressor-Lymphozyten (CD8-T_S) und der CD56/16-Natürliche Killerzellen (NKZ) erhoben. Die Bestimmung hämatologischer (Blutbild und Differentialblutbild) und biochemischer (GOT, GPT, LDH, AP, γ-GT, KREA) Parameter sowie die Beantwortung von Fragebögen zur Lebensqualität (SELT) erfolgte nach einem vorgegebenen zeitlichen Raster.

Die für die Erfassung und Beurteilung der Toxizität und Verträglichkeit von VaQuFrF notwendigen Parameter wurden im Abschnitt Pharmakovigilanz erläutert.

5.5 Ein- und Ausschlusskriterien

Die Patienten wurden nach folgenden Ein- und Ausschlusskriterien für die Studie rekrutiert.

5.5.1 Einschlusskriterien

1) HIV-Antikörpernachweis mit ELISA und Bestätigung im Western Blot
2) CD4+ T_H-Lymphozytenzahl von 200-600/µl (Mittelwert von zwei Baseline-Untersuchungen)
3) Alter 18 bis 65 Jahre
4) Fähigkeit und Freiwilligkeit zur Einwilligung
5) Anwendung adäquater Verhütungsmethoden von Frauen
6) Keine akuten opportunistischen Infektionen
7) Karnofsky-Index ≥70
8) Primäre oder Sekundäre Prophylaxe opportunistischer Infektionen (PcP, Pilzinfektionen, Toxoplasmose) ist erlaubt
9) Während der letzten drei Monate vor Studieneintritt keine Therapie mit VaQuFrF oder einem anderen Viscumpräparat oder einem Nukleosidanalogon
10) Mit Ausnahme des Kaposi-Sarkoms keine malignen Tumoren

5.5.2 Ausschlusskriterien

1) CD4+ T_H-Lymphozytenzahl <200/µl oder >600/µl
2) Maligne Tumoren mit Ausnahme des Kaposi-Sarkoms
3) Kreatinin >2,0 mg/dl in den 14 Tagen vor Studieneintritt
4) Neutrophile <2,000/mm^3 in den 14 Tagen vor Studieneintritt
5) Thrombozyten <75,000/mm^3 in den 14 Tagen vor Studieneintritt
6) Hämoglobin <11,0 mg/dl in den 14 Tagen vor Studieneintritt
7) Leberenzyme um mehr als das Siebenfache der oberen Grenze des Normalwertes erhöht
8) Schwangerschaft oder Noncompliance bezüglich adäquater Verhütungsmethoden
9) Unfähigkeit zur schriftlichen Einwilligung

10) Aktiver i.v.-Drogengebrauch in den 12 Monaten vor Studieneintritt

5.5.3 Studienausschluss während der Studie

1) Opportunistische Infektion oder eine AIDS-definierende Erkrankung zusätzlich zu den schon diagnostizierten
2) Temperatur >38,5°C länger als zwei Wochen
3) unerwarteter Gewichtsverlust um mehr als 10% innerhalb von 8 Wochen
4) Durchfall mehr als 7 x pro Tag länger als zwei Wochen anhaltend
5) Symptome des AIDS-Demenz-Komplexes verstärkt oder zum ersten Mal diagnostiziert
6) Neutropenie <800/µl
7) Thrombozytopenie <20,000/µl
8) Anämie <8,5 g/dl
9) Verschlechterung des Immunstatus, d.h.
   Verringerung der CD4-Zahlen um mehr als 50% unter der Erhaltungsdosis von VaQuFrF oder
   Verdopplung der β-2-Mikroglobulin-Konzentration in zwei unabhängigen Messungen
10) Kreatininwert beträgt das Doppelte des Normalwertes
11) Leberenzyme zehnmal höher als der Baselinewert
12) Systemische Toxizität Grad III oder höher
13) Entscheidung des Patienten zum Ausstieg aus der Studie
14) Unterbrechung der Therapie mit VaQuFrF um mehr als 10% in den 48 Wochen der Studiendauer
15) Studienteilnahme weniger als 16 Wochen

Im Falle einer fieberhaften Erkrankung war eine Unterbrechung der Applikation der Studienmedikation VaQuFrF möglich, doch nicht länger als 4 Wochen bzw. 10% der Studiendauer von 48 Wochen.

5.6 Studienmedikation

Die Studienmedikation VaQuFrF wurde entsprechend dem festgelegten Dosisschema einer schrittweisen Steigerung der Konzentration appliziert.

Tabelle 5: Dosisschema der Studienmedikation

	Dosis und Woche /zwei Injektionen pro Woche				
Woche	1 und 2	3 bis 6	7 bis 10	11 und 12	ab 13
mg/Injektion	0,01	0,1	1,0	2,0*	5,0*

* oder die verträglichste Dosis

Beim Auftreten intolerabler Nebenwirkungen der Injektion von VaQuFrF wurde in Absprache mit dem Principle Investigator die Dosis an das verträglichste Maß angepasst.

Jede Dosis von minimal 0,5 mg VaQuFrF als individuell am besten verträgliche Dosis, zweimal wöchentlich injiziert, galt als Erhaltungsdosis, d.h. der Patient wurde per protocol in der Studie geführt.

Erreichte die Lokalreaktion an der Injektionsstelle eine Größe >10 cm Durchmesser wurde nach folgender Empfehlung vorgegangen:

Injektion des halben Volumens der Ampullen für 2 Wochen. Nach dem Verschwinden der Lokalreaktion wurde erneut die volle Dosis injiziert. Verschwand die Lokalreaktion nicht innerhalb der 2 Wochen, wurde ein individuelles Dosisschema mit dem Principle Investigator vereinbart.

5.7 Statistische Auswertung

5.7.1 Analysesets

Für die statistische Analyse werden die UEs von allen gescreenten Patienten zu allen Zeitpunkten der klinischen Studie ausgewertet, unabhängig von der Applikation der Studienmedikation VaQuFrF oder der Einhaltung der Ein- und Ausschlusskriterien. Das Safety Analysis Set (SAS) umfasst alle gescreenten Patienten, die mindestens einmal die Studienmedikation erhalten haben.

Da die UEs von allen Patienten ausgewertet werden, spielt eine Zuordnung der Patienten zu weiteren Analysesets für deren Erfassung keine Rolle.

Einige der zitierten Studienergebnisse beziehen sich auf das Full Analysis Set (FAS). Das sind alle in die Studie aufgenommenen Patienten, die wie geplant den Behandlungsgruppen zugeteilt wurden, die die zu untersuchende Erkrankung aufweisen, die mindestens einmal die Studienmedikation erhalten haben und die mindestens 16 Wochen (Erreichen der Erhaltungsdosis) an der Studie teilgenommen haben und für diesen Zeitraum Ergebnisse zu dem Hauptzielkriterium vorliegen.

5.7.2 Statistische Maßzahlen

Mit den folgenden statistischen Maßzahlen[32] werden quantitative Merkmale beschrieben.

5.7.2.1 Der arithmetische Mittelwert und die Standardabweichung

Der arithmetische Mittelwert μ errechnet sich aus dem Quotienten der Summe aller Werte durch der Anzahl der Werte. Davon wird die empirische Varianz s^2 und die Standardabweichung s als mittlere Abweichung der Einzeldaten vom arithmetischen Mittelwert berechnet. Die Werte des Lower und Upper Confidence Limit (LCLM, UCLM) liegen auf der 95%-Perzentilen, die gleich der 1,96-Standardabweichung ist. Minimum und Maximum entsprechen dem kleinsten bzw. größten realen Wert der vorhandenen Daten.

5.7.2.2 Chi^2-Test

Die beiden Studienarme wurden hinsichtlich der Häufigkeiten des Auftretens der UEs in den verschiedenen Kausalitäten zu VaQuFrF mittels Chi^2-Test verglichen.[76] Es ist ein Test auf Unabhängigkeit von zwei qualitativen oder quantitativen Merkmalen in einer Grundgesamtheit. Unabhängigkeit bedeutet, dass das eine Merkmal in jeder durch die Ausprägungen des anderen Merkmals definierten Teilgrundgesamtheiten die gleiche Verteilung besitzt. Die Darstellung erfolgt in Kontingenztafeln wie sie z.B. für die Verteilung der UEs auf Schweregrade und Kausalitäten benutzt wird. Mit dem Test können die tatsächlichen Häufigkeiten mit den unter der Unabhängigkeitshypothese zu erwartenden Häufigkeiten verglichen werden.

5.7.2.3 t-Test

Voraussetzung für die Interpretation der Ergebnisse in Bezug auf die Wirksamkeit der unterschiedlichen Therapien in den Studienarmen ist, dass die Patienten der beiden Studienarme miteinander vergleichbar sind. Bestimmte Merkmale wie Alter, Geschlecht, Allgemeinzustand der Probanden sollten in beiden Stichproben der Grundgesamtheiten, d.h. Studienarmen, mit gleicher Varianz normalverteilt sein. Mit dem t-Test wird ermittelt, ob die Erwartungswerte der zu bestimmenden Parameter auch gleich sind. Dabei brauchen die Studienarme im Umfang nicht übereinzustimmen.[76]

Ein p-Wert von 0,05 = 5% entspricht dem Signifikanzniveau zwischen den Stichproben. Bei p>0,05 sind die Werte beider Studienarme vergleichbar, bei p<0,05 sind sie nicht vergleichbar.

5.8 Protokollabweichungen

Alle Patienten wurden zunächst unabhängig von den Einschlusskriterien in die Untersuchung in der Baseline einbezogen. Bei einmaliger Injektion von VaQuFrF wurden sie dem SAS zugeordnet, das um 22 Patienten größer ist als das FAS. Zum FAS gehören auswertbare Patienten, die nach Erfüllung der Einschlusskriterien mindestens 16 Wochen die Studienmedikation mit einer minimal 90%igen Compliance appliziert haben. Durch Einbeziehung aller Patienten in die Auswertung der UEs wurde eine hohe Anzahl von UEs ermittelt.

In die Studie wurden 103 Patienten eingeschlossen; davon mussten 14 Patienten wegen Nichterfüllung der Einschlusskriterien aus dem FAS ausgeschlossen werden, die somit dem SAS angehörten. Während der Studie änderten 17 Patienten ihre ART. Ohne Angabe eines Grundes beendeten 25 Patienten die Studie vor der 48.Woche. Der Principle Investigator musste bei vier Patienten die Studie vor der 32. Woche aufgrund des allgemeinen Studienendes im Juni 1997 abbrechen. Bei zwei Patienten kam es zu einem Ausschluss aus der Wirksamkeitsanalyse wegen mangelnder Compliance mit VaQuFrF. Ein Patient musste in Woche 32 aufgrund einer Thrombozytopenie von der Wirksamkeitsanalyse ausgeschlossen werden.

5.9 Unerwünschte Ereignisse

Im Hinblick auf die Toxizität von VaQuFrF beschäftigt sich diese Arbeit mit den Unerwünschten Ereignissen (UE) während der klinischen Phase II/III-Studie. Die Betrachtung der UEs erfolgte zum einen für die drei Phasen der Dosierung mit VaQuFrF und zum anderen über den zeitlichen Verlauf in Woche.

5.9.1 Dosierungsphasen

Dabei wurde nach den Phasen "Prätherapie-Phase" vor der Gabe von VaQuFrF, "Dosissteigernde Phase" während der Dosisfindung und der Phase der besttolerierten "Erhaltungsdosis" unterteilt. In jeder Phase wurde die Anzahl der UEs im Verhältnis zu der Anzahl der Patientenbesuche ermittelt, woraus sich die durchschnittliche Anzahl der UEs pro Patientenbesuch mit mindestens einem beobachteten UE ergab. Dabei erfolgte eine Trennung nach Kausalitäten und Schweregraden.

5.9.2 Zeitlicher Verlauf

In Hinsicht auf den zeitlichen Verlauf wurde zu den Baseline-Untersuchungen und anschließend im vierwöchigen Abstand die Anzahl der UEs gemessen an der Anzahl der Patienten bestimmt, woraus die durchschnittliche Anzahl der UEs für die Patienten mit mindestens einem UE ermittelt wurde. Diese wurde, wieder nach Schweregraden getrennt, zur Gesamtanzahl der zu dem Zeitpunkt untersuchten Patienten ins Verhältnis gesetzt.

Zur Ermittlung der Beziehungen zwischen der Applikationsdauer und Konzentration von VaQuFrF und den aufgetretenen UEs wurden die Berechnungen für jede der drei Dosierungsphasen extra durchgeführt. In der Betrachtung finden zum einen die Dosierungsphasen, zum anderen die Kausalitäten im zeitlichen Verlauf Beachtung.

5.9.3 Auswertung der UEs

In der Studie wurden alle UEs zunächst pro Patient gelistet, worauf in der Ausführlichkeit in dieser Arbeit nicht eingegangen wird. Wichtiger für das Ermitteln der Toxizität ist die Auflistung nach den Organklassifikation und der WHO-ART, jeweils separat nach den Schweregraden und den Kausalitäten. Besondere Beachtung erhielten die 10 häufigsten UEs in der Diskussion der Kausalitäten zur Studienmedikation VaQuFrF sowie zur Grunderkrankung der HIV-Infektion bzw.

AIDS-Erkrankung und zur ART. Alle UEs in einem gesicherten und wahrscheinlichen Kausalzusammenhang zu VaQuFrF wurden zum Zwecke der genaueren Zuweisung der UEs zur Studienmedikation gemeinsam für die gesamten Studienteilnehmer und getrennt nach den beiden Studienarmen ausgewertet.

6 Ergebnisse

6.1 Demographie

6.1.1 Patientenpopulation

Aus einem Pool von 108 gescreenten Probanden wurden 103 Patienten in die Studie eingeschlossen. Von den fünf Probanden, die nicht in die Studie eingeschlossen werden konnten, kamen vier nicht zur zweiten Baseline-Untersuchung und einer hatte eine CD4+ Zellzahl < 200/ml. Aufgrund technischer Probleme bei der Vergabe der Studiennummern in den Studienzentren konnte keine Randomisierung vorgenommen werden. Von den 82 Patienten im Arm I, die VaQuFrF als Monotherapie erhielten, beendeten 65 die Studie. Zwölf Patienten erfüllten die Ein- und Ausschlusskriterien nicht bis zur 48.Woche und fünf beendeten die Studie ohne Grund. Von den 21 Patienten im Arm II, die VaQuFrF adjuvant zur ART erhielten, blieben 16 bis zum Schluss in der Studie. Zwei Patienten wurden laut den Ausschlusskriterien ausgeschlossen, ein Patient änderte während der Studie seine ART und einer beendete die Studie ohne Grund.

Die Aufteilung der Patienten in der Studie wird aus der folgenden Übersicht ersichtlich.

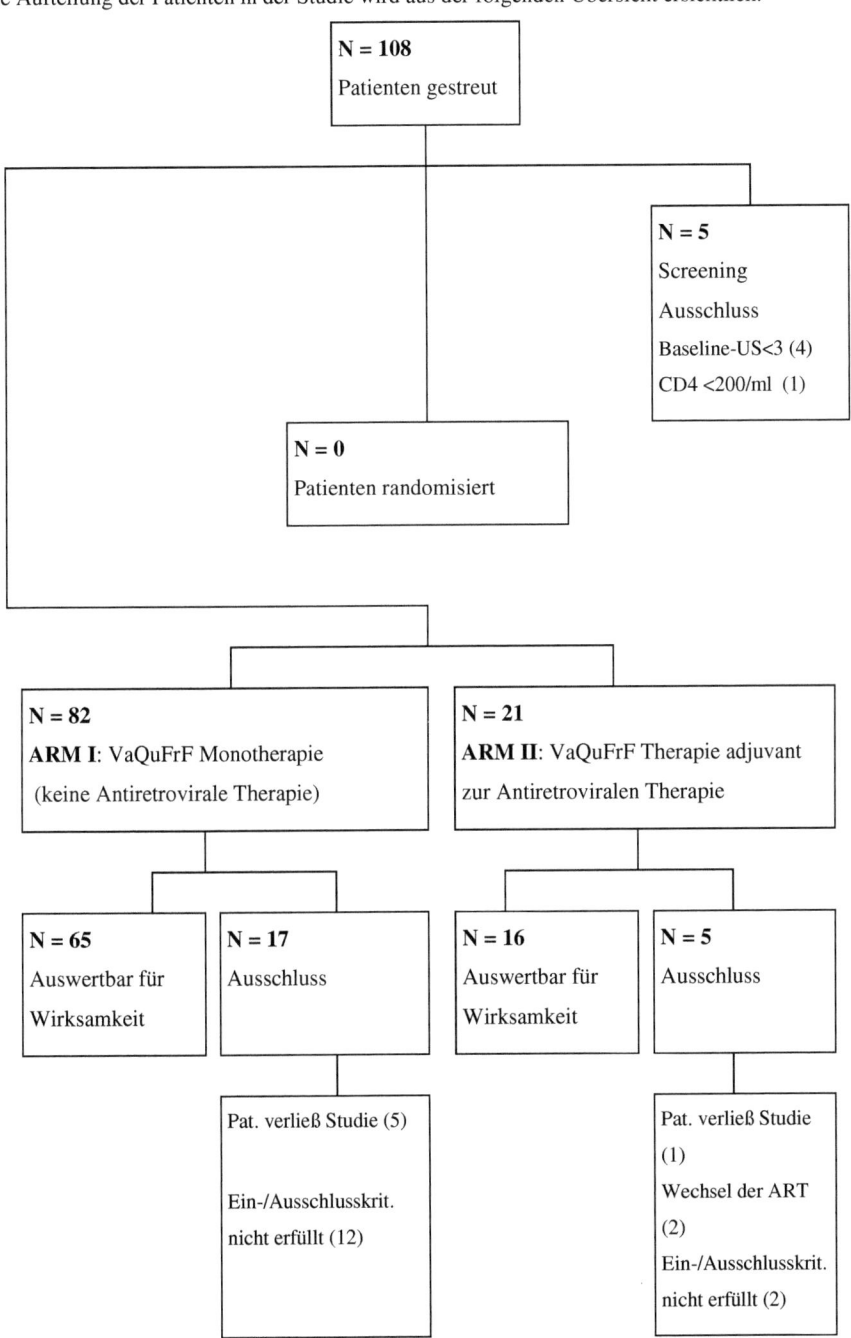

6.1.2 Anzahl der Patienten

Aus Tabelle 6 geht die Anzahl der Patienten in den Studienarmen und in den Analysesets, jeweils getrennt nach Geschlechtern hervor.

Tabelle 6: Patientenanzahl

	Arm I Total m/ w	Arm II Total m/ w	Total m/ w
FAS	65 52/ 11	16 16/ 0	81 68/ 11
SAS	82 65/ 17	21 21/ 0	103 86/ 17

Es wurden 103 Patienten in die Studie eingeschlossen, 86 Männer und 17 Frauen. Sie gehen alle in die Auswertung des Safety Analysis Set (SAS) ein. Die VaQuFrF Monotherapie im Arm I erhielten 65 Männer und 17 Frauen, die VaQuFrF Therapie mit adjuvanter ART im Arm II erhielten 21 Männer und keine Frauen. Im Full Analysis Set (FAS) können 81 Patienten ausgewertet werden, 68 Männer und 11 Frauen. Davon waren 52 Männer und 11 Frauen im Arm I, und im Arm II 16 Männer und keine Frauen. Diese Patienten haben die Studie beendet.

Für die Auswertung der UEs sind die Patienten im Safety Analysis Set (SAS) von Bedeutung, doch können einzelne Auswertungen wie z.B. die mittlere Dosierung der Studienmedikation nur von den Patienten vorgenommen werden, die die Studienmedikation über einen Zeitraum von mindestens 16 Wochen erhalten haben, also dem Full Analysis Set (FAS) zugeordnet werden.

6.1.3 Alter und Geschlecht

Das durchschnittliche Alter (μ), mit entsprechender Standardabweichung (Std) sowie Minimum (Min) und Maximum (Max), ist für Männer und Frauen beider Studienarme im SAS in Tabelle 7 dargestellt.

Tabelle 7: Alter und Geschlecht der Patienten in den Studienarmen im SAS

	Arm	Geschlecht	Anzahl Patienten	Alter (μ)	Std	Min	Max
Safety Analysis Set	I	Männer	65	37,7	8,5	26	64
		Frauen	17	39,1	10,5	25	63
	II	Männer	21	36,9	8,0	24	53
		Frauen	0				

Die Männer im Arm I waren ca. 38 Jahre ($\pm$ 8,5) und im Arm II ca. 37 Jahre ($\pm$ 8,0) alt. Die Frauen im Arm I waren ca. 39 Jahre ($\pm$ 10,5) alt. In den Arm II wurden keine Frauen aufgenommen.

6.1.4 Stadium der HIV-Erkrankung der Patienten

Zum Zeitpunkt der Baseline-Untersuchungen für die Studie befanden sich alle Patienten in einer der drei klinischen Kategorien A, B, C der CDC-Klassifikation für die HIV-Infektion. Der CD4+ T_H-Zellzahlbereich war über die Einschlusskriterien zwischen 200 und 600 Zellen/µl festgelegt worden. Aber es wurden auch Patienten mit niedrigeren CD4+ T_H-Zellen in die Studie eingeschlossen, dann jedoch nur im Safety Analysis Set.

Tabelle 8: Vergleich der CDC-Klassifikationskategorien zwischen Arm I und Arm II im FAS und SAS. CD4+ T_H-Zellzahl: 200 –600/µl

	FAS				SAS			
	A	B	C	Total	A	B	C	Total
Arm I	45	18	2	65	59	20	3	82
Arm II	10	3	3	16	14	3	4	21
Total	55	21	5	81	73	23	7	103
Chi²-Test	p = 0,061				p = 0,036			

In Tabelle 8 ist zu sehen, dass die Vergleichbarkeit der beiden Arme bezüglich der CDC-Klassifikation (klinische Kategorie) für das Full Analysis Set (p = 0,061) gegeben ist und für das Safety Analysis Set nicht (p = 0,036). Die Aussagekraft ist jedoch auf Grund der Tatsache, dass 50% der Zellen unterbesetzt sind, eingeschränkt.

Im SAS waren in beiden Studienarmen der Großteil der Patienten (59 in Arm I, 14 in Arm II) in der Kategorie A der HIV-Infektion, d.h. sie waren entweder asymptomatisch oder hatten eine generalisierte Lymphadenopathie. Patienten ohne eine adjuvante ART wiesen häufiger eine mit der HIV-Infektion in ursächlichem Zusammenhang stehenden Erkrankung auf und wurden demzufolge der Kategorie B zugeordnet als Patienten mit einer ART (20 im Arm I, 3 im Arm II). Insgesamt waren 93,2% der Patienten in einem klinisch guten Stadium.

Anhand der Hauptzielparameter b-DNA (Kopien/ml), CD4+ T_H-Zellzahl (N/µl) und β-2-Mikroglobulin (µg/l) lässt sich unter Berücksichtigung der klinischen Symptomatik das Stadium der HIV-Erkrankung der Patienten einschätzen. Die Parameter wurden bei allen Probanden zur Baseline bestimmt.

Tabelle 9: t-Test über die Hauptzielparameter zur Baseline im SAS

		b-DNA (Kopien/ml)	CD4+ T_H (N/µl)	ß-2-MG (µg/l)
Arm I	Durchschnitt	49404	371,43	2637,69
	Anzahl N	81*	82	76*
Arm II	Durchschnitt	55720	293,92	2355
	Anzahl N	21	21	19*
p-Wert (t-Test)		0,836	0,0222	0,1359

*In der Baseline lagen nicht für alle Patienten Messungen der b-DNA und des β-2-Mikroglobulins vor. Daher ergeben sich die kleineren N-Zahlen.

Die Vergleichbarkeit der Arme bezüglich der Hauptzielkriterien sind für die Parameter b-DNA (p=0,836) und β-2-Mikroglobulin (p=0,1359) gegeben. Die durchschnittliche Anzahl der CD4+ T_H-Zellen ist dagegen im Arm I signifikant höher (p=0,0222).

Im Arm I mit der Monotherapie VaQuFrF liegt die durchschnittliche CD4+ T_H-Zellzahl bei 371,43/µl, die damit signifikant höher liegt als bei Patienten mit VaQuFrF Therapie und adjuvanter ART im Arm II mit einem Betrag von 293,92/µl CD4+ T_H-Zellen. Daraus wird ersichtlich, dass die Patienten beider Arme im mittleren Bereich des Stadiums 2 der CDC-Klassifikation liegen. Die Viruslast lag im Durchschnitt bei 49440 Kopien/ml im Arm I und bei 55720 Kopien/ml im Arm II.

6.1.5 Lebensqualität und Allgemeinzustand

Während der Studie wurde das Augenmerk unter anderem auf die Verbesserung der Lebensqualität gerichtet.

Mit Hilfe des Karnofsky-Index wird die Aktivität des Patienten unter Berücksichtigung körperlicher und sozialer Faktoren widergespiegelt.[77] In den Einschlusskriterien war ein Karnofsky-Index von ≥70 vorgegeben, bei dem der Patient sich noch selbst versorgen kann, aber keine normale Arbeit bzw. Aktivität verrichten kann.

In Tabelle 10 wird für die jeweilige Anzahl (N) von Patienten beider Studienarme der mittlere Karnofsky-Index (µ) mit Standardabweichung (Std), Minimum (Min) und Maximum (Max) sowie Lower Confidence Limit (LCLM) und Upper Confidence Limit (UCLM) dargestellt.

Tabelle 10: Karnofsky-Index (%) im SAS

	Arm	N	µ	Std	Min	Max	LCLM	UCLM
Safety Analysis	I	67	95,38	7,52	70	100	93,6	97,2
Set	II	20	96,00	6,20	80	100	93,1	98,9

LCLM = Lower Confidence Limit
UCLM = Upper Confidence Limit

Der Karnofsky-Index der Patienten ist in beiden Studienarmen fast gleich, im Arm I beträgt er 95,38% und im Arm II genau 96,00%. Bei einem Karnofsky-Index von über 90% ist der Patient trotz kleinerer Krankheitsanzeichen zu normaler Aktivität fähig. Die Vergleichbarkeit der beiden Arme im SAS ist gegeben. Es ergibt sich eine kleinere Anzahl der Patienten für die Auswertung aufgrund unvollständig ausgefüllter Fragebögen.

Die Lebensqualität der Probanden wurde getrennt nach Studienarmen mit den SEL-Fragebögen erfasst. SEL bezeichnet die Skalen zur Erfassung der Lebensqualität. Es wurde von der jeweiligen Anzahl (N) von Patienten die durchschnittliche Lebensqualität (µ) mit Standardabweichung (Std) sowie Minimum (Min) und Maximum (Max) bzw. Lower Confidence Limit (LCLM) und Upper Confidence Limit (UCLM) erhoben.

Tabelle 11: Lebensqualität (SEL) im SAS

	Arm	N	µ	Std	Min	Max	LCLM	UCLM
Safety Analysis	I	55	3,49	0,548	2,23	4.46	3,34	3,64
Set	II	11	3,55	0,82	1,99	4.33	3,00	4.10

Im Arm I betrug die Lebensqualität im Durchschnitt 3,49 (± 0,548), im Arm II durchschnittlich 3,55 (± 0,82). Die Vergleichbarkeit der beiden Arme bezüglich der Lebensqualität ist im SAS gegeben.

Da die Fragebögen nicht von allen Patienten kontinuierlich ausgefüllt wurden, verminderte sich die Anzahl der Patienten für die Auswertung.

6.2 Studienmedikation

Die Patienten sollten nach einer einschleichenden Dosierung die besttolerierte Dosis VaQuFrF zweimal wöchentlich subkutan injizieren.
In der Tabelle 12 ist die Verteilung der Erhaltungsdosis von VaQuFrF als Anzahl der Patienten und prozentual dargestellt.

Tabelle 12: Maximale Dosierung von VaQuFrF im FAS

Arm	0,1 mg/inj.	1 mg/inj.	2 mg/inj.	5 mg/inj.	Total
I	1 (1,6%)	48 (73,8%)	1 (1,6%)	15 (23%)	65 (100%)
II	0 (0,0%)	15 (93,7%)	0 (0,0%)	1 (6,3%)	16 (100%)
Total	1 (1,2%)	63 (77,8%)	1 (1,2%)	16 (19,8%)	81 (100%)

77,8% der Patienten bevorzugten eine Erhaltungsdosis von 1,0 mg Iscador QuFrF, wobei das im Arm I nur 73,8% waren und im Arm II 93,7%. Die Patienten ohne eine adjuvante ART applizierten mit 23% viel häufiger eine Erhaltungsdosis von 5 mg/inj. als die Patienten mit einer ART.

Die Compliance betrug im Durchschnitt 100%. Nur 5% der Studienteilnehmer applizierten weniger als 90% der Studienmedikation, ein Patient konnte lediglich 39% der Studienmedikation injizieren.

6.3 Unerwünschte Ereignisse

Wie bereits im Abschnitt Methoden beschrieben, wurden die UEs aus organisatorischen Gründen erst bei der Datenaufbereitung erhoben. Jedes im CRF notierte Symptom und jede Laborwertänderung über den Normalbereich hinaus wurde als UE in einem entsprechenden Fragebogen zu den UEs ausgewertet. Aus diesem Grunde wurden auch alle zur Baseline-

Untersuchung angegebenen Symptome und Erkrankungen der vorangegangenen 2 Jahre als UE in die Auswertung aufgenommen, da retrospektiv nicht immer eine zeitliche Zuordnung der notierten Symptome bzw. länger andauernden Erkrankungen möglich war. Das führte zu einer unverhältnismäßig hohen Anzahl von UEs in der Phase II/III-Studie.

In dem untersuchten Zeitraum von 1171 Monaten wurden bei 103 Patienten 1827 UEs registriert. Der Großteil entfällt auf die 82 Patienten im Arm I mit 1456 UEs, der kleinere Teil von 371 UEs auf die 21 Patienten im Arm II. Im Durchschnitt hatten Patienten beider Therapiegruppen 18,1 UEs/Patient bei einer Verweildauer von durchschnittlich 12 Monaten in der Studie.

Alle gemeldeten UEs waren leicht bis mittelschwer, es traten keine schweren UEs während der Studie auf. Ebenso wurden keine schwerwiegenden UEs oder gar Todesfälle gemeldet.

6.3.1 Beziehung der UEs zur Dosis

Zunächst wurde die Beziehung der gemeldeten UEs zu der VaQuFrF-Dosis untersucht. Zu diesem Zweck wurden alle UEs den drei Phasen "Prätherapie-Phase" (kein VaQuFrF), "Dosissteigernde Phase" (0,01 bis 5,0 mg VaQuFrF) und "Erhaltungsdosis-Phase" (besttolerierte Dosis zwischen 0,1 und 5,0 mg VaQuFrF) zugeteilt. Für jede Phase wurde getrennt nach Schweregraden das Verhältnis der Patientenbesuche mit mindestens einem UE zur Anzahl aller Patientenbesuche unter Berücksichtigung der Kausalitätszusammenhänge mit der Studienmedikation ermittelt.

Tabelle 13: Prozentualer Anteil der Patientenbesuche mit UEs von allen Patientenbesuchen in den Phasen Prätherapie (PT), Dosissteigerung (DS) und Erhaltungsdosis (ED)

	Alle UEs			UEs mit leichtem Schweregrad			UEs mit mittlerem Schweregrad		
	PT	DS	ED	PT	DS	ED	PT	DS	ED
Keine Beziehung	47,5	40,0	42,0	45,8	39,7	42,7	57,1	41,3	39,0
Unwahrscheinlich		8,2	1,8		8,0	2,1		8,7	0,7
Möglich		7,8	1,7		9,0	1,9		2,2	0,7
Wahrscheinlich		3,3	0,7		3,0	0,7		4,3	0,7
Gesichert		52,2	48,6		53,8	45,0		45,7	63,0

Auffällig ist die Häufung der UEs in der Phase der Prätherapie, d.h. zu einem Zeitpunkt ohne VaQuFrF-Applikation. Dies ergibt sich aus der Anamneseerhebung aller Symptome und Erkrankungen der vorangegangenen zwei Jahre zur Baseline-Untersuchung und der teilweisen Verzögerung des Therapiebeginns mit VaQuFrF. Es war aus den retrospektiv erhobenen Daten nicht immer zwischen Erkrankungen bzw. Symptomen der letzten zwei Wochen vor der Baseline-Untersuchung und länger anhaltenden Erkrankungen zu unterscheiden. Die UEs stehen jedenfalls in keiner Beziehung zur Studienmedikation und sind vorwiegend von leichtem Schweregrad.

Im Vergleich der Anzahl der UEs zwischen der Dosissteigernden Phase und der Erhaltungsdosis-Phase stellt sich eine Häufung der UEs in der Dosissteigernden Phase für die Kausalitäten "Unwahrscheinlich", "Möglich" und "Wahrscheinlich" dar. Von der Dosissteigernden Phase zur Phase der Erhaltungsdosis ist eine deutliche Abnahme der UEs zu verzeichnen. Anscheinend werden sie nach einer Adaptationsphase mit VaQuFrF positiv beeinflusst.

Auf beide Phasen der VaQuFrF-Applikation ungefähr gleich verteilt sind die UEs mit keiner oder einer gesicherten Kausalität zur Studienmedikation, wobei letztere fast ausschließlich die Lokalreaktionen sind. Bekanntermaßen ist die Lokalreaktion dosisunabhängig.

Die UEs mit einem mittleren Schweregrad erscheinen hauptsächlich in den Kausalitäten "Ohne Beziehung", "Unwahrscheinlich" und "Möglich" in der Dosissteigernden Phase. Das eine mittelschwere UE in einer gesicherten Beziehung zur Studienmedikation ist die Reaktivierung alter Injektionsstellen.

6.3.2 Kausalitäten und Schweregrade

In der folgenden Darstellung werden die UEs in ihrer Gesamtheit nach Schweregraden aufgeteilt und im Kausalzusammenhang mit der Studienmedikation VaQuFrF abgebildet.

Tabelle 14: Kausalität und Schweregrad der UEs bei allen Patienten

SCHWERE-GRAD	KAUSALITÄT					Total
	Keine Beziehung	Unwahrscheinlich	Möglich	Wahrscheinlich	Gesichert	
Leicht	1086	42	35	14	540	1717
Mittel	104	3	2	0	1	110
Schwer	0	0	0	0	0	0
Total	1190	45	37	14	541	1827
%	65,1	2,5	2,0	0,8	29,6	100,0

Abbildung 1: Verteilung der Kausalitäten und Schweregrade der UEs

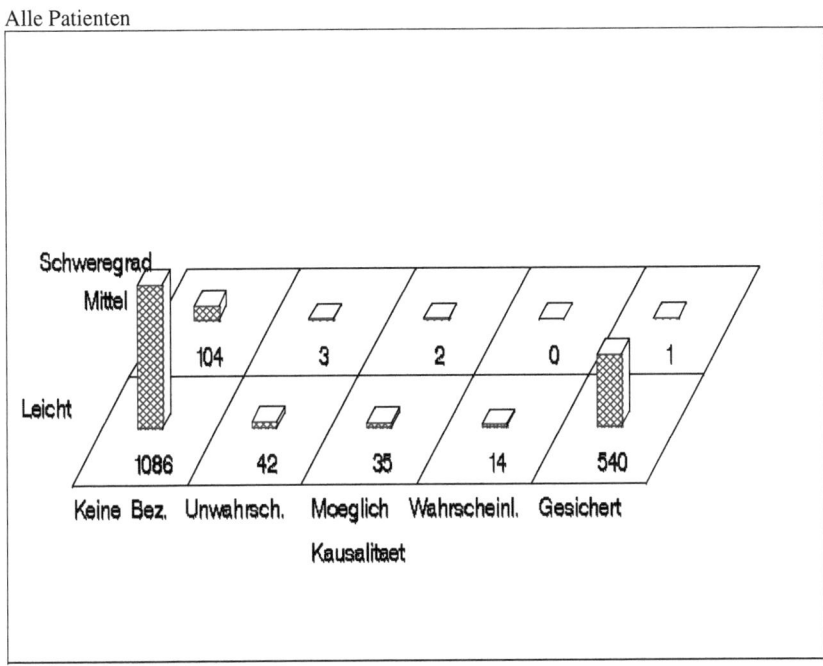

Der weitaus größte Teil der UEs mit 65,1% steht in keiner Beziehung zur Studienmedikation. Bis auf eine Ausnahme sind die 541 UEs, die in einer gesicherten Beziehung zur Studienmedikation stehen, die Lokalreaktion an der Injektionsstelle (417 im Arm I und 123 im Arm II). Es bleiben nur 5.3% aller UEs, die eine Kausalität zum VaQuFrF aufweisen.

In einer möglichen Kausalität zur Studienmedikation stehend, wurden 37 UEs gemeldet, 34 im Arm I und 3 im Arm II. Auch hier war der Großteil (35) leichten Schweregrades, d.h. nur zwei UEs sind mittelschwer, wobei es sich um Kopfschmerzen und Müdigkeit handelt. Auch die 14 UEs in einem wahrscheinlichen Kausalzusammenhang waren leichten Schweregrades. Insgesamt stehen 45 UEs in einer unwahrscheinlichen Kausalität zu VaQuFrF, 40 im Arm I und 5 im Arm II. Der überwiegende Teil mit 42 ist leichten Schweregrades, die drei UEs mittleren Schweregrades sind Kopfschmerzen, Müdigkeit und Allergische Reaktion.

Von den 1827 UEs waren 93,97% leichten Schweregrades und nur 110 UEs von mittlerem Schweregrad. Kein UE wurde als schwer eingestuft.

Unerwünschte Ereignisse des WHO-Toxizitätsgrades schwer traten in den zwei Organklassifikationen "Leukozyten- und RES-Störungen" und "Thrombozyten- und Gerinnungsstörungen" auf. Diese gemeldeten UEs waren aber alle auf die Grunderkrankung zurückzuführen, d.h. es existiert kein Kausalitätszusammenhang mit der Studienmedikation.

Laut der WHO-Einteilung sind Lymphozytenzahlen <1000/µl der Kategorie lebensbedrohlich zugeordnet worden. Alle Patienten dieser Studie liegen aufgrund der Einschlusskriterien von CD4+ T_H-Zellen von 200-600/µl in dieser Kategorie. Da die niedrigen Lymphozytenzahlen Folge der HIV-Erkrankung sind, besteht kein Zusammenhang mit der Studienmedikation.

Die differenzierte Beurteilung der Toxizität von VaQuFrF macht eine Aufteilung nach den Studienarmen erforderlich.

Tabelle 15: Kausalität und Schweregrad der UEs bei Patienten mit VaQuFrF-Monotherapie (Arm I)

SCHWERE-GRAD	KAUSALITÄT					
	Keine Beziehung	Unwahrscheinlich	Möglich	Wahrscheinlich	Gesichert	Total
Leicht	861	38	32	11	417	1359
Mittel	92	2	2	0	1	97
Total	953	40	34	11	418	1456
%	65,5	2,75	2,3	0,75	28,7	100,0

Tabelle 16: Kausalität und Schweregrad der UEs bei Patienten mit VaQuFrF-Therapie und adjuvanter ART (Arm II)

SCHWERE-GRAD	KAUSALITÄT					Total
	Keine Beziehung	Unwahrscheinlich	Möglich	Wahrscheinlich	Gesichert	
Leicht	225	4	3	3	123	358
Mittel	12	1	0	0	0	13
Total	237	5	3	3	123	371
%	63,9	1,3	0,8	0,8	33,2	100,0

Im Arm I wurden 1456 UEs und im Arm II 371 UEs gemeldet. In beiden Armen war die durchschnittliche Anzahl der UEs pro Patient mit 18,1 jedoch gleich. Die Lokalreaktion als UE in einem gesicherten Kausalzusammenhang mit der Studienmedikation trat prozentual häufiger bei den Patienten mit VaQuFrF-Therapie und adjuvanter ART auf (33,2%) als bei den Patienten mit VaQuFrF-Monotherapie (28,7%). In den Kausalitäten "Möglich", "Unwahrscheinlich" und "Keine Beziehung" kamen verhältnismäßig weniger UEs im Arm II vor als im Arm I.

Unerwünschte Ereignisse von mittlerem Schweregrad waren etwas häufiger im Arm I zu finden, und zwar jeweils zwei im unwahrscheinlichen und möglichen Kausalzusammenhang, eins im gesicherten Kausalzusammenhang (s. oben) und 92 ohne Beziehung zu VaQuFrF. Im Arm II gab es 12 UEs ohne Beziehung zu VaQuFrF und nur eins in einer unwahrscheinlichen Kausalität, die einen mittleren Schweregrad aufwiesen.

Im Arm I wurde durch die Injektion von VaQuFrF bei 70 von 82 Patienten (85.4%) eine Lokalreaktion hervorgerufen; im Arm II bei 20 von 21 Patienten (95.2%). Daraus wird ersichtlich, dass der prozentuale Anteil der Patienten mit einer Lokalreaktion unter der Monotherapie mit VaQuFrF wesentlich niedriger ist als unter der VaQuFrF-Therapie adjuvant zu einer ART. Bei letzteren überwog die Häufigkeit >3 gemeldeter Lokalreaktionen pro Patient deutlich. Aus den Berechnungen von Chi-Square 0,017 lässt sich erkennen, dass es wesentlich häufiger unter der Therapie von VaQuFrF mit ART zu einer Lokalreaktion an der Injektionsstelle kommt.

6.3.3 Häufigkeiten von UEs

Wichtig für die Beurteilung der Toxizität von VaQuFrF sind vor allem die UEs in einem wahrscheinlichen oder gesicherten Kausalzusammenhang mit der Studienmedikation, aber auch die in einer möglichen Kausalität. Es folgt die Auflistung aller UEs dieser Kategorien, zum einen für alle Patienten und anschließend getrennt nach Studienarmen.

Tabelle 17: Häufigkeiten von UEs bei allen Patienten

Kausalität	WHO-ART	Frequenz	Prozent
Möglich	GINGIVITIS	8	21,6
	MÜDIGKEIT	5	13,5
	KOPFSCHMERZEN	5	13,5
	FIEBER	4	10,8
	GRIPPEÄHNLICHE SYMPTOME	4	10,8
	NAUSEA	3	8,1
	ERKÄLTUNG*	2	5,4
	VERTIGO	2	5,4
	PRURITUS	1	2,7
	ALLERGIE	1	2,7
	STOMATITIS	1	2,7
	PERIODONTALE DESTRUKTION	1	2,7

Wahrscheinlich	PRURITUS	3	21,4
	ALLERGISCHE REAKTION	3	21,4
	MÜDIGKEIT	2	14,3
	NAUSEA	2	14,3
	SCHWITZEN	1	7,1
	SCHMERZ AN INJEKTIONSSTELLE	1	7,1
	DIARRHOE	1	7,1
	HITZEWALLUNG	1	7,1
Gesichert	LOKALREAKTION	540	99,8
	ALLERGISCHE REAKTION	1	0,2

* Erkältung ist in der WHO-ART nicht kodiert, weshalb die Zuordnung in diesen Fällen allein nach dem ICD 9-Code 460.- erfolgte.

Alle diese gemeldeten UEs haben einen leichten Schweregrad. Auffallend ist die Tatsache des Auftretens dieser Symptome bei den HIV-positiven Patienten ohne eine adjuvante ART. Nur Pruritus trat dreimal bei den HIV-positiven Patienten mit einer adjuvanten ART auf. Die Allergische Reaktion in einem gesicherten Kausalzusammenhang mit VaQuFrF war eine Reaktivierung alter Injektionsstellen bei einem Patienten im Arm I. Die aufgetretenen Symptome wie Müdigkeit, Hyperhidrosis, Hitzewallungen, Nausea, Diarrhoe und Pruritus sind auch typische, bei HIV-positiven Patienten vorkommende Reaktionen.

Im Anschluss die Aufteilung der UEs nach den beiden Studienarmen.

Tabelle 18: Häufigkeiten von UEs bei Patienten mit VaQuFrF-Monotherapie im Arm I

Kausalität	WHO-Art	Frequenz	Prozent
Möglich	GINGIVITIS	8	23,5
	MÜDIGKEIT	4	11,8
	KOPFSCHMERZEN	4	11,8
	FIEBER	4	11,8
	GRIPPEÄHNLICHE SYMPTOME	4	11,8
	ERKÄLTUNG	2	5,9
	VERTIGO	2	5,9
	NAUSEA	2	5,9
	PRURITUS	1	2,9
	ALLERGIE	1	2,9
	STOMATITIS	1	2,9
	PERIODONTALE DESTRUKTION	1	2,9
Wahrscheinlich	ALLERGISCHE REAKTION	3	27,3
	NAUSEA	2	18,2
	MÜDIGKEIT	2	18,2
	SCHWITZEN	1	9,1
	SCHMERZEN AN INJEKTIONSSTELLE	1	9,1
	DIARRHOE	1	9,1
	HITZEWALLUNGEN	1	9,1
Gesichert	LOKALREAKTION	417	99,8
	ALLERGISCHE REAKTION	1	0,2

Tabelle 19: Häufigkeiten von UEs bei Patienten mit VaQuFrF-Therapie mit adjuvanter ART im Arm II

Kausalität	WHO-ART	Frequenz	Prozent
Möglich	KOPFSCHMERZEN	1	33,3
	NAUSEA	1	33,3
	MÜDIGKEIT	1	33,3
Wahrscheinlich	PRURITUS	3	100
Gesichert	LOKALREAKTION	123	100

6.3.4 Die 10 häufigsten UEs

Die zehn häufigsten UEs in der Phase II/III-Studie mit VaQuFrF bei HIV-positiven Patienten sind in der folgenden Grafik und in der Übersicht dargestellt.

Abbildung 2: Grafik zur Verteilung der 10 häufigsten UEs

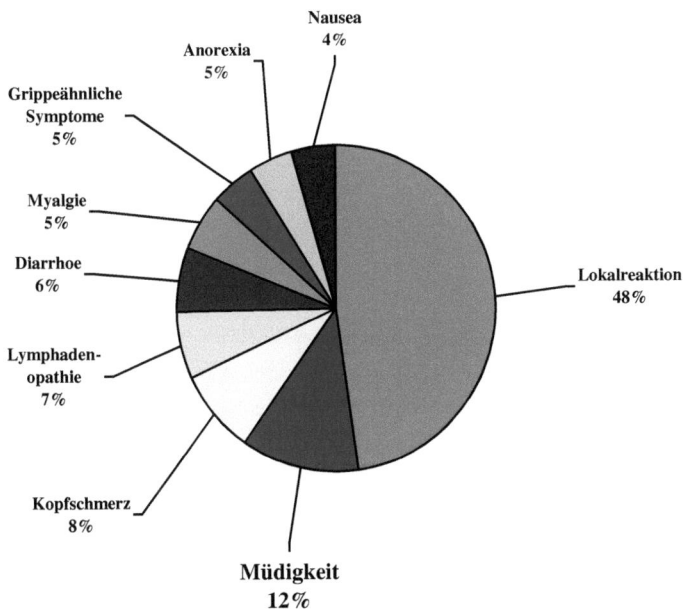

Die 10 häufigsten UE's

- Nausea 4%
- Anorexia 5%
- Grippeähnliche Symptome 5%
- Myalgie 5%
- Diarrhoe 6%
- Lymphadenopathie 7%
- Kopfschmerz 8%
- Müdigkeit 12%
- Lokalreaktion 48%

Tabelle 20: Die 10 häufigsten UEs

WHO-ART	Symptom	Anzahl	Anteil prozentual	Organsystem
0058	LOKALREAKTION	540	28,4360	Lokalreaktion
0724	MÜDIGKEIT	136	7,6422	Allgemeine Erkrank.
0109	KOPFSCHMERZEN	92	5,1540	ZNS und PNS
0577	LYMPHADENOPATHIE	76	4,3839	Blutbildendes Sy.
0205	DIARRHOE	73	4,3246	Gastrointestinal-Sy.
0073	MYALGIE	61	3,2583	Muskuloskeletal-Sy.
1222	GRIPPEÄHNLICHE SYMPTOME	53	2,9028	Allgemeine Erkrank.
0165	ANOREXIE	51	2,7251	Gastrointestinal-Sy.
0308	NAUSEA	49	2,5474	Gastrointestinal-Sy.
0725	FIEBER	41	2,1327	Allgemeine Erkrank.

Den mit Abstand größten Teil der UEs machen die Lokalreaktionen an der Injektionsstelle von VaQuFrF aus. An zweiter und dritter Stelle der Häufigkeiten stehen die Müdigkeit (136 x) und die Kopfschmerzen (92 x). Des Weiteren kamen die Lymphadenopathie (76 x), die Diarrhoe (73 x) und die Myalgie (61 x) viel vor. Ungefähr zu gleichen Anteilen wurden Grippeähnliche Symptome (53 x), Anorexia (51 x), Nausea (49 x) und Fieber (41 x) gemeldet.

6.3.5 Organsysteme

In den nachfolgenden Organsystemen sind UEs aufgetreten. Die Organsysteme sind nach der Häufigkeit in absteigender Reihenfolge aufgeführt. Die UEs wurden mittels der WHO-ART (Adverse Reaction Terminology) und der ICD 9 (International Classification of Diseases) kodiert, d.h. jedes UE erhielt neben der verbalen Diagnose eine Codenummer und wurde einem Organsystem zugeordnet, welches ebenfalls mittels einer Codenummer aus der WHO-ART in den Fragebogen zu den UEs eingetragen wurde.

Tabelle 21: Anzahl der UEs in den Organsystemen

Anzahl der UEs	Organsystem
544	Application Site Disorders
268	Body as Whole – General Disorders
257	Gastro Intestinal System Disorders
128	Skin and Appendages Disorders
120	Central and Peripheral Nervous System Disorders
97	Musculo - Sceletal System Disorders
92	White Blood Cell and RES Disorders
88	Resistance Mechanism Disorders
86	Respiratory System Disorders
30	Psychiatric Disorders
26	Vision Disorders
22	Red Blood Cell Disorders
21	Autonomic Nervous System Disorders
15	Liver and Biliary System Disorders
11	Platelet and Bleeding and Clotting Disorders
11	Urinary System Disorders
9	Vascular Disorders (Extracardial)
9	Neoplasms
8	Cardiovascular Disorders
7	Reproductive Disorders – Female
4	Hearing and Vestibular Disorders
3	Metabolic and Nutritional Disorders
2	Myo- / Endo- / Pericardial and Valve Disorders
2	Reproductive Disorders – Male
1	Foetal Disorders
1	Neonatal and Infancy Disorders
1	Secondary Terms – Events
1	Symptoms not Available in the WHO-ART-Terminology

6.3.5.1 Lokalreaktion

Das weitaus häufigste UE war die Lokalreaktion der VaQuFrF-Injektion mit einer Anzahl von 544 bei 90 Patienten. Nur 540 davon waren eine Lokalreaktion und ein UE Schmerzen an der Injektionsstelle. Einmal trat Müdigkeit auf, zweimal wurde eine Perforation der Membrana tympani versehentlich dem Organsystem Lokalreaktion zugeordnet, die beide schon zur Baseline-Untersuchung gemeldet wurden und demzufolge nicht als UE gewertet wurden.

6.3.5.2 Allgemeine Erkrankungen

In das Organsystem "Body as Whole - General Disorders" gingen viele UEs ein, die typische HIV-Symptome oder NW der ART sind. Den größten Teil stellte Müdigkeit mit einer Anzahl von 135 bei 86 Patienten dar, wovon 122 keine Kausalität zu VaQuFrF hatten. Weitere häufige UEs waren 52 mal Grippeähnliche Symptome bei 37 Patienten (44 x ohne Kausalität), 41 mal Fieber bei 29 Patienten (33 x ohne Kausalität) und 20 mal Erkältung bei 18 Patienten (16 x ohne Kausalität). In einer möglichen Kausalität zur Studienmedikation standen 5 x Müdigkeit, je 4 x Grippeähnliche Symptome und Fieber sowie 2 x Erkältung. Bei zwei Patienten mit Müdigkeit postinjectionem wurde aufgrund des zeitlichen Bezuges sogar eine wahrscheinliche Kausalität zu VaQuFrF festgestellt.

Die allergische Reaktion trat sieben Mal auf, dreimal sogar in einem wahrscheinlichen und einmal in einem gesicherten Kausalzusammenhang mit VaQuFrF. Bei allen vier Patienten wurde einmalig eine Reaktivierung der alten Injektionsstellen in Form von Jucken, Rötung und Schwellung beobachtet. Bis auf eine Ausnahme einer mittelschweren allergischen Reaktion mit unwahrscheinlicher Kausalität zur Studienmedikation waren alle von leichtem Schweregrad.

6.3.5.3 Gastrointestinalsystem

Wie schon vorab erläutert, ist das Gastrointestinalsystem bei HIV-positiven Patienten stark von der Immunschwäche und von den antiretroviralen Therapeutika betroffen. Am häufigsten wurde Diarrhoe mit 85 UEs bei 59 Patienten (81 x ohne Kausalität) gemeldet, nur einmal in einem wahrscheinlichen Kausalzusammenhang mit VaQuFrF. Außerdem wurden beobachtet: 49 mal Nausea bei 35 Patienten (42 x ohne Kausalität), 51 mal Anorexia bei 38 Patienten (50 x ohne Kausalität) und 17 mal Gingivitis bei 12 Patienten (9 x ohne Kausalität).

Diese neunmal wurde die Gingivitis schon vor Beginn der Injektion mit VaQuFrF angegeben. Sie tritt regelmäßig bei HIV-positiven Patienten auf. Bei den anderen 8 Gingivitiden wurden infolge des Auftretens nach Applikationsbeginn mit VaQuFrF ein möglicher Kausalzusammenhang hergestellt. Das gleiche gilt für eine Stomatitis und eine Periodontosis (Parodontitis apicalis).
Postinjectionem trat fünfmal Nausea auf und einmal Diarrhoe. Die Gastritiden (9 x bei 7 Patienten) und die Gastroenteritiden (6 x bei 6 Patienten) standen in keinem Kausalzusammenhang zur Studienmedikation, da sie sich auf die HIV-Infektion oder die Einnahme einer ART zurückführen ließen. Die als Anorexie gemeldeten UEs umfassen fast ausnahmslos Appetitverlust, der in der WHO-ART nur als Anorexie kodiert werden konnte.

6.3.5.4 Haut

Die Hauterscheinungen und -veränderungen zeigten ein vielfältiges Spektrum, wovon die häufigsten mit 12 mal Verruca bei 10 Patienten, 12 mal Ekzem und 11 mal fungaler Dermatitis bei je 9 Patienten fast ausnahmslos ohne Kausalität zur Studienmedikation waren.
Zehn Patienten gaben Pruritus als Erscheinung während der Studie an. Da bei einem Patienten der Pruritus dreimal postinjectionem auftrat, wurden dieser in einer wahrscheinlichen Kausalität zu VaQuFrF eingestuft. Einmal wurde ein möglicher Kausalzusammenhang gemeldet, wobei die LR in dieser Woche bei dem Patienten bei einer maximalen Dosis von 5 mg VaQuFrF sehr stark war und nur wenige Wochen zuvor eine Ausdehnung von 25 x 25 cm erreicht hatte.
Eine leichte Allergie gepaart mit Pruritus trat bei einem Patienten nach 12 Wochen Iscador-Injektionen an den Händen auf, verschwand aber nach Dosisreduktion.
Exantheme sind bekannte NW von etlichen Nukleosidanaloga und Proteaseinhibitoren, die viele Patienten einnehmen. Die Haut als eines der wichtigsten Systeme der Immunabwehr zeigt in Folge der HIV-Infektion eine Menge Veränderungen wie Austrocknung, Pruritus, seborrhoische Dermatitis und Ekzeme.

6.3.5.5 Zentrales und Peripheres Nervensystem

Kopfschmerzen waren mit 92 UEs bei 56 Patienten (81 x ohne Kausalität) das häufigste Symptom innerhalb der Störungen im zentralen und peripheren Nervensystem. Aufgrund des Auftretens vor allem in der Dosissteigernden Phase wurden bei fünf UEs ein möglicher und bei sechs UEs ein unwahrscheinlicher Kausalzusammenhang mit VaQuFrF eingeschätzt.

Ähnliches galt für zwei der vier gemeldeten Vertigo, die vorwiegend in einigem zeitlichen Abstand postinjectionem auftraten. Die sieben Parästhesien sind Folgen der HIV-Infektion bzw. der ART.

6.3.5.6 Muskuloskeletales System

Von den 97 zum Muskuloskeletalen System zugehörigen UEs waren fast alle ohne Kausalität zur Studienmedikation. Die 61 gemeldeten Myalgien traten bei 42 Patienten auf, lediglich zweimal in einem unwahrscheinlichen Kausalzusammenhang zu VaQuFrF. Myalgie ist eine der häufigsten NW einer ART und tritt regelmäßig bei HIV-positiven Patienten auf.
In einer nennenswerten Menge wurden 15 Arthralgien bei 14 Patienten und 11 mal Rückenschmerzen bei 8 Patienten beobachtet.

6.3.5.7 Blutbildendes System

Die für das Stadium III bzw. die Kategorie A im CDC-Klassifikationssystem der HIV-Infektion kennzeichnende Lymphadenopathie bildete mit 76 gemeldeten UEs bei 59 Patienten den größten Anteil im Organsystem der Leukozyten und des RES-Systems. Bis auf eine Ausnahme waren alle ohne Kausalität zur Studienmedikation.
Ebenfalls in keinem Kausalzusammenhang zu VaQuFrF standen die anderen 12 UEs, von denen sich z.B. Lymphopenie und Leukopenie auf die HIV-Infektion und Granulozytopenie auf die ART zurückführen lassen. Bei den aufgetretenen 2 Basophilien, 1 Eosinophilie und 1 Monozytosis konnte keine Kausalität mit VaQuFrF festgestellt werden.

6.3.5.8 Immunsystem

Am häufigsten mit je 22 UEs wurden Candida-Mykose und Herpes Simplex im Organsystem der Abwehrmechanismen beobachtet. Beide werden durch die HIV-bedingte Immunschwäche in ihrem Auftreten begünstigt. Das gleiche gilt für die 11 Herpes Zoster, die 7 fungalen Dermatitiden und die 5 fungalen Infektionen.
Keines der insgesamt 88 UEs bei 51 Patienten stand in einem Kausalzusammenhang mit VaQuFrF.

6.3.5.9 Respiratorisches System

Im Respiratorischen Organsystem traten 86 UEs bei 55 Patienten auf, die alle keinen Kausalzusammenhang zu VaQuFrF aufwiesen. Lediglich einmal Rhinitis wurde in Anbetracht des zeitlichen Bezuges in eine unwahrscheinliche Kausalität zur Studienmedikation gesetzt. Vorwiegend als Folge de HIV-bedingten Immunschwäche fanden sich 19 mal Bronchitis, 17 mal Pharyngitis, 16 mal Sinusitis, 13 mal Rhinitis und 8 mal Husten.

6.3.5.10 Appetit

Appetitmangel wurde 52 mal bei 37 Patienten ohne eine Kausalität zu VaQuFrF beobachtet. Abgesehen von zwei UEs mit mäßigem Schweregrad und einem UE in einem unwahrscheinlichen Kausalzusammenhang, die eine Besserung zeigten, war der Appetitmangel stets von geringer Schwere. In 13 Fällen ließ sich die Ursache relativ eindeutig in der ART finden, wenn der Appetitverlust wenige Wochen nach Beginn der ART auftrat. Vor allem von AZT sind Nausea und Appetitverlust bekannte NW. Immerhin zweimal wurde eine Besserung unter der VaQuFrF-Therapie konstatiert.

6.3.5.11 Gingivitis

Besonderes Augenmerk wurde auf die eventuell durch VaQuFrF verstärkt hervorgerufene Gingivitis gerichtet. Sie trat 17 mal bei 12 Patienten auf, wovon 9 in keiner Beziehung zur Studienmedikation standen, da sie schon vor Beginn der VaQuFrF-Therapie als UE gemeldet wurden. Gingivitis ist eine bekannte Erscheinung bei HIV-positiven Patienten. Die anderen 8 Gingivitiden mussten aufgrund des vermuteten Zusammenhanges mit der Studienmedikation und dem zeitlichen Bezug zu dieser in eine mögliche Kausalität zu VaQuFrF eingeordnet werden. Doch auch bei den Patienten liegt eine HIV-Infektion vor, und das UE wurde zwischen zwei und zehn Monaten nach Applikationsbeginn mit VaQuFrF observiert.

6.3.5.12 Atopische Erkrankungen

Im Bereich des atopischen Formenkreises wurde eine allergische Rhinitis mit Konjunktivitis postinjectionem in der 36. Woche in einer unwahrscheinlichen Kausalität zu VaQuFrF notiert. Der einzige Patient mit Asthma zeigte in der 56. und 80. Woche außerdem eine allergische Reaktion auf VaQuFrF. Die aufgetretenen 15 Arthralgien bei 14 Patienten waren alle ohne Kausalität zur Studienmedikation.

6.4 Zusammenfassung

In die Studie wurden 103 Patienten eingeschlossen, davon 82 im Arm I mit VaQuFrF-Monotherapie und 21 im Arm II mit VaQuFrF-Therapie und adjuvanter ART. Insgesamt wurden 1827 UEs gemeldet, alle von leichtem (93,97%) bis mittlerem (6,03%) Schweregrad. Pro Patient traten 18,1 UEs in durchschnittlich 12 Monaten Verweildauer in der Studie auf.

77,8% der Patienten bevorzugten eine Erhaltungsdosis von 1,0 mg Iscador QuFrF. Die Compliance betrug im Durchschnitt 100%.

Die UEs in einem gesicherten Kausalzusammenhang mit VaQuFrF waren fast ausnahmslos die von der Iscador-Konzentration unabhängige Lokalreaktion. Gemeldete UEs mit einer unwahrscheinlichen, möglichen und wahrscheinlichen Kausalität zur Studienmedikation nahmen in ihrem Auftreten von der Dosissteigernden Phase zur Erhaltungsdosis-Phase ab. Auf beide Dosierungsphasen gleich verteilt waren die UEs ohne einen Kausalzusammenhang zu VaQuFrF.

Die zehn häufigsten UEs waren neben der Lokalreaktion mit 28,5% in absteigender Reihenfolge Müdigkeit, Kopfschmerzen, Lymphadenopathie, Diarrhoe, Myalgie, Grippeähnliche Symptome, Anorexie, Nausea und Fieber. Sie gehören vorwiegend zu den Allgemeinen Erkrankungen, zum Gastrointestinalsystem und zum Nervensystem.

Die Ergebnisse zeigen, dass VaQuFrF von HIV-positiven Patienten sowohl in der Monotherapie als auch adjuvant zu einer ART gut toleriert wird und keine schweren Unerwünschten Ereignisse auftreten.

7 Diskussion

Die Ergebnisse der Studie in Bezug auf die Toxizität von VaQuFrF zeigen, dass das Medikament Iscador QuFrF sowohl von gesunden als auch HIV-positiven Patienten gut toleriert wird. Es traten keine schwerwiegenden UEs während der Studie auf.

Während der Studie befanden sich die Patienten in einem stabilen Zustand. Das äußert sich im Stadium der HIV-Erkrankung, in dem Karnofsky-Index und der Lebensqualität. Knapp ¾ der Probanden im SAS befanden sich im klinischen Stadium A der CDC-Klassifikation, d.h. sie hatten eine asymptomatische HIV-Infektion oder eine Lymphadenopathie. Dem klinischen Bild entsprechend blieben die CD4+ T_H-Zellzahlen im nichttherapeutischen Bereich der ART von durchschnittlich 371,43/µl im Arm I und 293,92/µl im Arm II, in dem noch eine Immunabwehr gewährleistet werden kann. In beiden Studienarmen lag der Karnofsky-Index über 90%, demzufolge die Patienten trotz leichter Krankheitszeichen zu normaler Aktivität fähig sind. Die Werte der Lebensqualität lagen mit 3,49 im Arm I und 3,55 im Arm II im oberen Bereich der SEL-Skala.

In den Studienergebnissen zeigt sich die Verträglichkeit von VaQuFrF sowohl als adjuvante Therapie zur ART als auch als Monotherapie. Der Test auf Überlegenheit einer Therapie gegenüber einer anderen erfolgt nach dem Intention-To-Treat-Prinzip. Dabei werden alle Patienten entsprechend ihrer Zuteilung zu den verschiedenen Behandlungen, unabhängig von Protokollverletzungen, ausgewertet, wodurch die Effekte der Applikation von VaQuFrF entweder in der Monotherapie oder in der Kombination mit ART nicht mehr so klar erkennbar sind. Aus dem Ergebnis, dass keine Therapie der anderen überlegen ist, kann aber nicht auf eine Äquivalenz der beiden Therapien geschlossen werden. Diese müsste erst in einer neuen Studie geprüft werden.

Die meisten UEs wurden in der Dosissteigernden Phase gemeldet, ihre Häufigkeit nahm in der Phase der Erhaltungsdosis ab. Das gilt für die UEs in den Kausalitäten zur Studienmedikation "Unwahrscheinlich", "Möglich" und "Wahrscheinlich".

VaQuFrF hat eine immunmodulatorische Wirkung wie im Abschnitt Iscador beschrieben. Insbesondere in der Dosissteigernden Phase sind als Ausdruck des Ansprechens auf die Therapie Müdigkeit, Grippeähnliche Symptome, Fieber >38°C und Kopfschmerzen bekannt[7] und auch gemeldet worden. Sie dauern selten länger als drei Tage. Nach Erreichen der Erhaltungsdosis präsentieren sich diese Symptome in der vorliegenden Studie nur noch in einem geringen Maße. Es lässt sich demzufolge eine positive Beeinflussung der UEs durch VaQuFrF nach einer anfänglichen Adaptationsphase vermuten, obwohl diese Symptome häufige Begleiterscheinungen der HIV-Infektion und der ART sind.

Von HOLLAND wird beschrieben, dass schätzungsweise die meisten UEs dosisabhängig sind.[78] In der vorliegenden Studie zeigt sich insofern eine Relation der UEs zur Dosis von VaQuFrF, als dass die meisten UEs während der Dosissteigernden Phase auftreten, anschließend jedoch bei konstanter Dosis die Anzahl der UEs abnimmt.

Viele UEs werden durch die Interaktion des Pharmakon mit anderen Medikamenten, Krankheiten und Nahrungsmitteln verursacht. Um diese Einflüsse so gering wie möglich zu halten, wurde vor Studienbeginn eine ausführliche Anamnese des Medikamentengebrauchs der letzten zwei Jahre, der bisherigen und aktuellen Erkrankungen sowie der Ernährungsgewohnheiten erhoben und in die Ein- bzw. Ausschlusskriterien integriert.

Ungefähr gleich verteilt auf beide Phasen der Applikation von VaQuFrF sind die UEs ohne Beziehung zur Studienmedikation und die in einer gesicherten Kausalität. Letztere sind fast ausnahmslos die Lokalreaktion, die dosisunabhängig nach der Injektion von VaQuFrF auftritt.[13]

Gerade die als Lokalreaktion beschriebenen Symptome Rubor, Calor, Dolor und Tumor sind Ausdruck der gewünschten, durch Immunmodulation hervorgerufenen, lokalen Entzündungsreaktion. Dabei wandern reife T_H-und T_S-Lymphozyten und anschließend Makrophagen aus den Gefäßen zum Ort des Antigeneintritts, d.h. der Injektion von VaQuFrF. Daraus lässt sich auch der vorübergehende Abfall der peripheren Lymphozyten im Sinne eines Compartmentshifts erklären. Die aktivierten Lymphozyten verursachen durch die Freisetzung verschiedener Zytokine die lokale, kutane Inflammation und eine Stimulation der zellulären und humoralen Immunantwort.[13,59]

Die beobachteten Symptome und Erkrankungen ohne Kausalität zur Studienmedikation wie z.B. Candida-Mykose, Verrucae, Lymphadenopathie, Myalgie, Bronchitis, Diarrhoe, Anorexia blieben von der Dauer und Dosis der Studienmedikation in der Häufigkeit des Auftretens während der Studie unbeeinflusst.

Alle hier aufgeführten UEs sind, mit Ausnahme der Lokalreaktion an der Injektionsstelle, für die HIV-Infektion typische Symptome bzw. Erkrankungen.

Die Lymphadenopathie kennzeichnet das Stadium III der HIV-Infektion bzw. in der CDC-Klassifikation die Kategorie A. Aufgrund des geschwächten Immunsystems kommen Fieber, Grippeähnliche Symptome, Müdigkeit, Myalgie (Gliederschwere) und Kopfschmerzen vermehrt bei HIV-positiven Patienten vor. Der Magen-Darm-Trakt als ein Hauptbestandteil des Immunsystems ist ebenfalls in seiner Funktion eingeschränkt und oft von Pilzen besiedelt, die zu Nausea und Diarrhoe führen. Das und der Appetitverlust bei HIV-positiven Patienten erklärt die Anorexia, wobei der Appetitverlust aufgrund des Kodierungssystems in der Datenerfassung als Anorexia erhoben wurde.

Patienten im Arm II erhielten adjuvant eine ART, die wie jede Therapie NW hervorruft. Von allen antiretroviralen Therapeutika werden Nausea und Diarrhoe, oft einhergehend mit Appetitverlust, induziert. Vor allem bei den Nukleosidanaloga sind Kopfschmerzen, Fieber, Myalgie und Müdigkeit bzw. Schlaflosigkeit begleitende NW, in geringerem Maße auch bei den Proteaseinhibitoren und Non-Nukleosidanaloga.[79,80]

Müdigkeit und Kopfschmerzen als die häufigsten UEs sind sowohl typische Symptome der HIV-Infektion als auch NW der ART.
Von 135 gemeldeten UEs Müdigkeit waren 122 ohne Beziehung zur Studienmedikation, die beiden Male in wahrscheinlichem Kausalzusammenhang zu VaQuFrF sowie vicr- von fünfmal in einem möglichen Kausalzusammenhang und drei- von sechsmal in unwahrscheinlichem Kausalzusammenhang trat eine vollständige Wiederherstellung der Patienten ein.

Einmal wurde Müdigkeit bei einem Patienten im Arm I mit einer möglichen Kausalität zu VaQuFrF bewertet, da diese in der Woche 4 vom Patienten angegeben wurde. Zu diesem Zeitpunkt hatte der Patient schon eine Woche 0,1 mg VaQuFrF injiziert, d.h. es könnte eine Reaktion auf die Immunmodulation von Iscador sein. Andererseits kann es ein zuvor nicht gemeldetes oder aufgetretenes Symptom der HIV-Infektion sein, das demzufolge bis Studienende unverändert bleibt. Das gleiche gilt für zweimal Müdigkeit in einer unwahrscheinlichen Kausalität, die in der Woche 4 und 8 gemeldet wurden. Bei diesen Patienten im Arm II kam noch die ART als mögliche Ursache hinzu, weshalb der Kausalzusammenhang mit VaQuFrF nur als unwahrscheinlich eingestuft wurde.

Ähnlich stellt sich die Situation bei den Kopfschmerzen dar. 81 der 92 gemeldeten UEs waren ohne Kausalität zur Studienmedikation. Die fünfmal Kopfschmerzen (drei im Arm I, zwei im Arm II) in einem möglichen Kausalzusammenhang mit VaQuFrF und fünfmal (zwei im Arm I, drei im Arm II) in einem unwahrscheinlichen Kausalzusammenhang traten in der Dosissteigernden Phase zwischen

Woche 4 und 12 auf, also bei einer Iscador-Dosis von 0,1 mg bis 2,0 mg pro Injektion. Alle diese UEs erreichten eine vollständige Restitutio ad integrum.

Bei den in der 48. Woche gemeldeten Kopfschmerzen lässt sich aufgrund des späten Auftretens nach Beginn der Iscador-Injektionen nur eine unwahrscheinliche Kausalität zu VaQuFrF feststellen. In derselben Woche trat bei dem Patient eine akute Lymphknotenschwellung im Rahmen der HIV-Infektion auf. Ein Kausalzusammenhang mit der Studienmedikation konnte jedoch nicht ausgeschlossen werden.

Diarrhoe und Nausea gehörten ebenfalls zu den häufigsten UEs und sind bekannte Symptome der HIV-Infektion sowie NW der ART.
Fast alle gemeldeten Fälle von Diarrhoe <5x/Tag (81 von 85 UEs) waren ohne Beziehung zur Studienmedikation. Die drei Mal in unwahrscheinlicher Kausalität zu VaQuFrF trat sie in der 8.Woche (2 in Arm I) und in der 12.Woche (1 in Arm II) auf, d.h. aufgrund der zeitlichen Nähe zum Beginn der Iscador-Injektionen wurde ein Kausalzusammenhang mit der Studienmedikation in Betracht gezogen.
Bei einem Patienten trat in der 32.Woche einmalig postinjectionem Diarrhoe auf. Obwohl nach 32 Wochen Applikation der Studienmedikation die Kausalität bei dem plötzlichen Auftreten fraglich erscheint, wird sie aufgrund des Erscheinens nach der Iscador-Injektion als wahrscheinlich im Kausalzusammenhang mit VaQuFrF bewertet.

Von den 49 gemeldeten Mal Nausea waren 42 ohne Kausalität zu VaQuFrF. Zweimal war der Kausalzusammenhang mit VaQuFrF unwahrscheinlich. Der eine Patient wurde schon zu Studienbeginn wegen anhaltender Diarrhoe 5-10x/Tag ins Stadium B der CDC-Klassifikation eingestuft. Da Diarrhoe meist mit Nausea einhergeht, ist unter Beachtung des zeitlichen Zusammenhangs des Auftretens der Nausea in der 8.Woche nur ein unwahrscheinlicher Kausalzusammenhang mit der Studienmedikation vorhanden. Bei einem anderen Patienten trat die Nausea erst in der 44.Woche auf.

Fünfmal wurde Nausea postinjectionem als UE gemeldet, jeweils zwei in der 3. und 4.Woche nach Studienbeginn bei einer Iscador-Dosis von 0,1 mg pro Injektion bei zwei Probanden. Beide Patienten hatten schon vor Studienbeginn eine allergische Reaktionslage, dennoch lässt sich die Reaktion unmittelbar nach der Iscador-Injektion nicht vernünftigerweise durch andere Faktoren erklären. Bei einem von beiden mit dem UE in einer möglichen Kausalität zur Studienmedikation dauerte die Übelkeit nur 10 Minuten nach Injektion von VaQuFrF an und trat danach nicht mehr auf; bei dem anderen Patienten wurde eine wahrscheinliche Kausalität zu VaQuFrF festgestellt, da das UE nach Verringern der Iscador-Dosis verschwand. Einmal Nausea postinjectionem in der 48.Woche im Arm II mit adjuvanter ART stand in einem möglichen Kausalzusammenhang zu VaQuFrF.

Zwei weitere häufig auftretende UEs sind Fieber <38,5°C und Grippeähnliche Symptome, zum größten Teil ohne Kausalität zu VaQuFrF (33 von 41 x Fieber, 44 von 52 x Grippe). Viermal Fieber in möglicher Kausalität zur Studienmedikation zwischen der 4. und 12. Woche nach Studienbeginn entsprechen in diesem Zeitraum dem bekannten Reaktionsmuster von VaQuFrF, hervorgerufen durch die induzierte Immunmodulation.

Obwohl in dem gleichen Zeitraum besteht beim Fieber eines anderen Patienten in Woche 3 und 8 nach Studienbeginn nur ein unwahrscheinlicher Kausalzusammenhang mit VaQuFrF. Zwar treffen hier dieselben Kriterien der vernünftigen zeitlichen Abfolge und des bekannten Reaktionsmusters zu wie bei den vorherigen UEs, aber dieser Patient im CDC-Stadium B2 weist von Beginn an eine Reihe Symptome immunologischer Reaktionen auf wie ständige Diarrhoe und Appetitmangel sowie Kopfschmerzen und Müdigkeit, wobei Fieber ein weiteres Symptom der Immunreaktion sein kann, d.h. das UE lässt sich auch durch andere Faktoren erklären.
Ebenso verhält es sich mit Fieber in der 12.Woche, währenddessen der Patient eine Bronchitis hat. Einmal wird Fieber erst in der 56.Woche gemeldet, es besteht keine vernünftige zeitliche Abfolge mehr mit der Injektionsdauer von VaQuFrF. Beide UEs stehen in einem unwahrscheinlichen Kausalzusammenhang mit der Studienmedikation.

Entsprechend verhält es sich mit den Kausalitäten der Grippe(-ähnlichen Symptome). Die vier Mal in einem möglichen Kausalzusammenhang mit VaQuFrF tritt die Grippe zwischen der 4. und 8.Woche auf, also innerhalb der Zeit der durch die Studienmedikation induzierten Immunmodulation. Gleiches gilt für zweimal Erkältung in der 8.Woche nach Studienbeginn.

Nach 12 bzw. 16 Wochen tritt dreimal Grippe und einmal Erkältung auf. In diesem Fall wurde die Ursache nicht nur in der Immunmodulation durch VaQuFrF gesehen, sondern auch andere Faktoren wie z.B. die winterliche Jahreszeit zur Erklärung des UEs herangezogen. Zudem ist die zeitliche Abfolge nicht mehr eindeutig gegeben.
Ein weiteres Mal Erkältung in einer unwahrscheinlichen Kausalität zu VaQuFrF wurde in der 56.Woche gemeldet und eine Grippe in der 8.Woche im Winter.

Insgesamt ist eine Häufung von Grippe und Erkältung im Herbst und Winter mit 69% zu verzeichnen, d.h. bei diesen UEs hat die Jahreszeit als verursachender Faktor Einfluss auf den Grad der Kausalität.

Unter den Hauterscheinungen sind Pruritus und Exantheme und unter den allgemeinen Erkrankungen die allergischen Reaktionen im Hinblick auf die Kausalität zu VaQuFrF wichtig zu erörtern.

Tritt der Pruritus postinjectionem auf, ist ein wahrscheinlicher Kausalzusammenhang mit VaQuFrF vorhanden. Eine allergische Reaktion an allen alten Injektionsstellen bei einem Patienten mit allergischer Reaktionslage in der 80.Woche und bei einem anderen Patienten in der 12., 16. und 24.Woche mit Rückgang unter Verringern der Iscador-Dosis sowie eine allergische Reaktion in der 44.Woche bei einem Patienten im CDC-Stadium C2 stehen ebenfalls in einem wahrscheinlichen Kausalzusammenhang zur Studienmedikation.

Einmal wird bei einem einmalig auftretenden Pruritus im Gesicht in der 20.Woche eine mögliche Kausalität zu VaQuFrF beschrieben. Dieser Patient mit allergischer Reaktionslage wurde schon lange vor Studienbeginn dauerhaft antiallergisch therapiert, d.h. das UE lässt sich auch durch andere Faktoren erklären. Ein anderes Mal tritt einmalig eine Allergie an den Händen bei einem Patienten gleichzeitig mit Diarrhoe und Appetitverlust in der 12.Woche auf, die in eine mögliche Kausalität zu VaQuFrF aufweist.

Derselbe Patient wie mit der allergischen Reaktion an allen alten Injektionsstellen in der 80.Woche hatte schon in der 24. und 56.Woche ein allergisches Ekzem sowie in der 16.Woche einen Verdacht auf eine Antibiotika-Allergie. Diese von der Injektion der Studienmedikation unabhängig auftretenden UEs stehen in unwahrscheinlichem Kausalzusammenhang mit VaQuFrF.
Ein Patient zeigte im Anschluss an eine Grippe Pruritus an den Fußsohlen und Exanthem am Rücken in der 16.Woche und erneut Effloreszenzen an den Fußsohlen in der 44.Woche sowie Pruritus am Oberschenkel in der 64.Woche. Alle UEs sind in unwahrscheinlicher Kausalität zu VaQuFrF, da sie einerseits nicht genau dem bekannten Reaktionsmuster von Iscador entsprechen und ebenso durch die allergische Reaktionslage des Patienten erklärt werden können.

In der 36.Woche trat bei einem Patienten eine allergische Reaktion in unwahrscheinlicher Kausalität zur Studienmedikation auf, sie wurde als Verdacht auf Johannisbeerallergie diagnostiziert. Ein kausaler Zusammenhang mit VaQuFrF konnte nicht ausgeschlossen werden.

In Untersuchungen mit verschiedenen Medikamenten über einen Hauttest als Gradmesser für UEs wird von RIEDER[81] zwar dessen Aussagekraft im Hinblick auf die Messung und Vorhersagbarkeit schwerer UEs für einige wenige Pharmazeutika dargestellt, doch entfällt der Zusammenhang in Bezug auf die durch eine Allergische Reaktion vom Typ I hervorgerufenen UEs.
Da VaQuFrF in der Studie subkutan injiziert wird, lässt sich die Lokalreaktion mit der bei einem Hauttest vergleichen. Die Intensität und Dauer der Lokalreaktion bilden demzufolge keine Grundlage für eine Vorhersage allergischer Reaktionen der Haut und anderer Organsysteme oder deren Kausalität zur Studienmedikation.

Aus den häufigsten UEs gehen die am meisten betroffenen Organsysteme hervor. Dazu zählen neben der Lokalreaktion in erster Linie Allgemeine Erkrankungen, das Gastrointestinalsystem, die Haut, das Zentrale und Periphere Nervensystem sowie das Muskuloskeletale System und das Blutbildendes System. In allen genannten Organsystemen zeigen sich aber auch vorwiegend die Symptome der HIV-Infektion und die UEs bzw. NWs der ART, weshalb zum größten Teil keine Kausalitäten festgestellt werden konnten.

Anhand der Erläuterungen zu den Kausalitäten der häufigsten UEs wird deutlich, wie schwierig die Zuordnung der einzelnen UEs zu den Kausalitäten zur Studienmedikation ist. Die differenzierte Beurteilung basiert auf den Definitionen der verschiedenen Kausalitäten, den bekannten Wirkungen der Studienmedikation VaQuFrF, den erwünschten und unerwünschten Wirkungen der ART und dem Wissen über Symptome und Krankheiten der zugrundeliegenden HIV-Infektion.
Doch variiert wahrscheinlich im Laufe der Studie die Einschätzung der Kausalität eines UE zur Studienmedikation. Das ist zum einen auf den während einer Studie zunehmenden Wissenszuwachs zurückzuführen, zum anderen auf das allmählich deutlicher zum Vorschein tretende Reaktionsmuster der Studienmedikation bei den Patienten.

Ein Kriterium zur Beurteilung der Kausalität ist das bekannte Reaktionsmuster des Medikaments. Wurde ein bestimmtes UE häufiger als erwartet gemeldet und bestand kein Zusammenhang mit der HIV-Infektion oder dem NW der ART, lag die Vermutung einer Relation zur Studienmedikation VaQuFrF nahe. Zwar änderte das nichts an dem bekannten Reaktionsmuster, doch inwieweit eine subjektive Komponente auszuschließen ist, bleibt ungewiss. MEYBOOM et al.[82] kommen zu der Schlussfolgerung, dass Kausalitätsbestimmungen die Ungewissheiten in Bezug auf den Kausalzusammenhang eines UEs mit der Studienmedikation weder eliminieren noch quantifizieren, sondern sie maximal in semiquantitativer Weise kategorisieren.

Bei der Zuordnung der UEs zu den Organsystemen könnte sich eine Verzerrung der Ergebnisse ergeben haben. Viele UEs sind bis zu drei Organsystemen der WHO-ART-Klassifikation zuzuordnen.

Zum Beispiel wird die Candida-Mykose in drei Organsystemen aufgeführt. Generell ist die Candidose Ausdruck einer Schwäche des Immunsystems, aber je nach Lokalisation im Haut- oder Gastrointestinalsystem präsent.

Die Zuordnung desselben UEs zu verschiedenen Organsystemen erfolgte entweder entsprechend der zugrundeliegenden Störung bzw. Erkrankung oder im Hinblick auf die Lokalisation der Symptome. Innerhalb der Studie kommt es demzufolge zu variierenden Zuordnungen, wodurch sich Meldungen desselben UEs in mehreren Organsystemen ergeben.

Anhand der Gingivitis lässt sich zeigen, inwieweit Studienergebnisse durch die Aufmerksamkeit für bestimmte Symptome beeinflusst werden können.

Es ist bekannt, dass im Alltag auftretende unspezifische Symptome unter Studienbedingungen häufiger wahrgenommen werden als normalerweise. Das kann bis zu dosisabhängigen unerwünschten Ereignissen bei der Einnahme von Placebo führen.[83,84] Auch der Prüfarzt ist nicht frei von Neigungen, einzelne Symptome eher als ein bekanntes Krankheitsbild zu diagnostizieren, wenn diesem besondere Aufmerksamkeit zuteil wird. Hier stellt sich die Schwierigkeit einer Aussage über die Kausalität der gemeldeten UEs zur Studienmedikation dar.

In einer vorhergehenden Phase-I/II-Studie mit HIV-positiven Patienten wurde häufiger als bisher aus der Therapie von Krebspatienten mit VaQuFrF bekannt Gingivitis gemeldet. Das Spektrum der Ursachen für Gingivitis umfasst u.a. schlechte orale Hygiene, veränderte Mundflora und Immunsuppression durch z.B. die HIV-Infektion.

Während der körperlichen Untersuchungen im Rahmen der Studie wurde von den Patienten auch ein oraler Status erhoben. Mit der besonderen Aufmerksamkeit des Prüfarztes für Gingivitis ergab sich eine Häufung der Diagnose. Aufgrund der scheinbar hohen Frequenz der Gingivitis lässt sich jedoch noch kein Kausalzusammenhang mit der immunmodulierenden Wirkung der Studienmedikation VaQuFrF herstellen. Fraglich bleibt, ob die Gingivitis dem bekannten Reaktionsmuster der Studienmedikation entspricht.

Von mehreren Autoren werden die Interaktionen zwischen Pharmazeutika und von Medikamenten mit Krankheiten beschrieben.[78,85]

Virale Infektionen haben Einfluss auf das Immunsystem und auf den Zellmetabolismus und somit auf die Pharmakokinetik. Für einige virale Infektionen sind spezifische NW entsprechender Therapien bekannt.[86] Beispiele sind die allergischen Reaktionen von HIV-positiven Patienten auf Sulfonamide wie dem Sulfomethoxazol im Cotrimoxazol,[87] das Entstehen von Kaposi-Sarkomen bei Nitrit-Therapie, das allergische Ekzem von Mononukleose-Patienten nach Applikation von Ampicillin und die gehäuften EBV-assoziierten Lymphome unter Therapie mit Methotrexat. Das HI-Virus kann die Pharmakokinetik von Koffein, Sulfamethoxazol und Fluconazol verändern.

Vor diesem Hintergrund stellt sich die Frage der Beeinflussung des Spektrums der UEs während einer Therapie mit VaQuFrF bei HIV-positiven Patienten. Bisher gibt es keine Untersuchungen in diesem Bereich, doch ebenso wie die Studienmedikation VaQuFrF einen modulierenden Effekt auf das Immunsystem der HIV-positiven Patienten hat, beeinflusst das HI-Virus über den Zellmetabolismus die erwünschten und unerwünschten Wirkungen von VaQuFrF. Hierbei gilt es in der Zukunft im Rahmen von weiteren Studien und in der Anwendung des AMs die UEs mittels eines Frühwarnsystems, wie es in Deutschland angewandt wird, zentral zu erfassen und auszuwerten.

Bei den HIV-positiven Patienten wird die Immunregulation durch das HI-Virus entscheidend modifiziert und partiell insuffizient. Sowohl die verschiedenen Arzneimittel der ART als auch VaQuFrF beeinflussen das Immunsystem. Es ist bekannt, dass Mistellektine die Produktion von den Zytokinen IL-1, IL-6 und TNF-α in vitro stimulieren können.[88] Diese rufen nach subkutaner Applikation heftige systemische Reaktionen hervor, die sich im klinischen Bild als lokales Erythem oder Fieber präsentieren.[13] Letztere zählen in der Studie zu den am häufigsten vorkommenden UEs und sind Ausdruck der Immunreaktion.

Durch VaQuFrF freigesetzte Zytokine stimulieren die zelluläre T-Zellantwort sowie die humerale B-Zellantwort und bewirken eine Entzündungsreaktion. Das dabei auftretende Compartment-shifting der Lymphozyten zum Ort der Injektion verursacht einen Abfall der CD4+ und CD8+ T-Lymphozyten im peripheren Blut. Es ist anzunehmen, dass die innerhalb der Studie im peripheren Blut der HIV-positiven Patienten gemessenen Werte der CD4+ T-Lymphozytenzellzahl tatsächlich höher liegen als angegeben.

Während der Studie blieben die T_H-Zellzahlen konstant. Das ist wahrscheinlich Ausdruck einer Proliferation der vorhandenen CD4+ T_H-Lymphozyten ohne eine Neuformierung von CD4+ T_H-Lymphozyten im Knochenmark bzw. Thymus. In verschiedenen Studien wurde untersucht, dass das unter anderem durch ART und die A-Kette des ML I freigesetzte IL-2 nicht zu einer Erneuerung des T-Zellrepertoires führt, sondern lediglich zu einer Erhöhung der T-Lymphozytenzellzahl.[89] Verstärkt wird die Wirkung der Mistellektine durch die in VaQuFrF enthaltenen Polysaccharide. Anhand der Studienergebnisse lässt sich zwar keine höhere T_H-Lymphozytenzellzahl unter adjuvanter VaQuFrF-Therapie im Vergleich zur Monotherapie mit ART bestimmen, doch inwieweit die Wirkungen der ML bei gleichzeitiger ART signifikant messbar sind, kann bisher nicht eindeutig festgestellt werden.

Bei HIV-positiven Patienten ist das Repertoire der Vβ-Ketten der T-Zellrezeptoren (TCR) vermindert, die für die Selektion der Antigene verantwortlich sind.[90] Damit ist die Diversität in der Erkennung und Abwehr von Antigenen durch das Immunsystem stark eingeschränkt, was sich in den vielfältigen Infektionen der HIV-positiven Patienten äußert. Bisher bestehen keine Hinweise auf einen Einfluss von Iscador QuFrF auf das Repertoire der T-Zellrezeptoren, es ist jedoch zu vermuten, dass es sich bei der Konstanz der T-Zellzahl ebenso wie bei der unter ART um eine Proliferation der T-Lymphozyten handelt.

Angesichts der deutlich in Intensität und Frequenz reduzierten Infektionen bei HIV-positiven Patienten unter ART scheint die Proliferation der T-Lymphozyten auch ohne Erweiterung des Repertoires zumindest zeitweise einen positiven Effekt auf die Immunabwehr zu haben. Das gleiche lässt sich demzufolge für VaQuFrF aus den Studienergebnissen herleiten. In beiden Studienarmen traten keine vermehrten Infektionen oder schwerwiegende Unerwünschte Ereignisse auf, zu denen AIDS-definierende Infektionen und Erkrankungen gehören.

Endogene Superantigene, die möglicherweise virale Produkte sind und die Apoptose unreifer T-Zellen hervorrufen, können sich direkt an die Vβ-Region des TCR und an MHC-II-Moleküle binden ohne vorherige Phagozytose und Präsentation durch einen Makrophagen.[90] Eine Erwägung ist, ob das HI-Virus einen ähnlichen Einfluss auf die induzierte Apoptose hat.

Die Mistellektine können mittels der B-Kette Apoptose von Zellen verursachen, wobei keine Untersuchungen über eine Selektivität der Reaktion bekannt sind. Wünschenswert wäre die gerichtete Induktion der Apoptose von virusinfizierten Zellen, aber auch in diesem Bereich bedarf es weiterer Forschung.

In welchem Maße eine zytotoxische Wirkung des in VaQuFrF enthaltenen Oligosaccharids HM-BP über die Aktivierung von NK- und LAK-Zellen auf virusinfizierte Zellen von klinischer Bedeutung sein kann, ist mit den vorhandenen Ergebnissen nicht zu verifizieren. Bekannt ist die Hemmung der

Virusreplikation durch zytotoxische T-Lymphozyten,[89] die ebenfalls nach der Applikation von VaQuFrF aktiviert werden.

Über die exakten immunologischen Wirkungen von VaQuFrF insbesondere bei HIV-positiven Patienten liegen bisher nur wenige Forschungsergebnisse vor. Daraus ergibt sich die etwas hypothetische Diskussion um die immunmodulatorischen Effekte und klinisch die Beeinflussung der Unerwünschten Ereignisse unter VaQuFrF-Therapie. Im Rahmen der Studie konnte die Immunmodulation durch VaQuFrF vor allem in der Dosissteigernden Phase gezeigt werden. Die Langzeitwirkungen einer Therapie mit Iscador QuFrF bei HIV-positiven Patienten müssten in einer neuen Studie untersucht werden.

Anhand der beschriebenen Wirkungen von Iscador QuFrF können die zum Teil gegensätzlichen Reaktionen des Aufbaus und Abbaus beobachtet werden. Im Wesen der Mistel liegt eine vermittelnde Funktion zwischen dem aufbauenden Physischen Leib und dem formenden Ätherleib. Die Mistellektine als Hauptbestandteil von VaQuFrF können gleichzeitig Apoptose induzierenden und die Proliferation von T-Lymphozyten anregen. Hierin zeigt sich die Fähigkeit der Mistel als eine Brücke zwischen den losgelösten Wesensgliedern bei HIV-positiven Patienten zu fungieren und ein Gleichgewicht zwischen auf- und abbauenden Prozessen zu fördern.
Infolgedessen könnten sich die Rhythmen normalisieren. Zu den häufigsten UEs in der Studie zählen das Fieber sowie Grippe bzw. Erkältung. Das ist in Kenntnis der normalerweise bei HIV-positiven Patienten erstarrten Körpertemperatur und verlängerten circaseptanen Periodik von Infektionen eine beinahe erwünschte Reaktion auf die Therapie mit Iscador QuFrF. Für eine klare Darstellung solcher Prozesse ist aber eine längere Therapiedauer notwendig.

Insgesamt kann die Anwendung von VaQuFrF bei HIV-positiven Patienten als unbedenklich gewertet werden. Um zu einem solchen Ergebnis zu kommen, bedarf es einer wissenschaftlich korrekten und den Prinzipien von Good Clinical Practice entsprechenden Erhebung, Dokumentation und statistischen Auswertung der Unerwünschten Ereignisse während einer klinischen Studie. In der vorliegenden Arbeit ist ausführlich erläutert worden, welche Schwierigkeiten dabei auftreten können. Die Hauptschwierigkeit liegt in der Einschätzung der Kausalität eines UEs zur Studienmedikation, wobei neben den objektiven Kriterien des zeitlichen Zusammenhangs, bekannter Reaktionsmuster und anderer verifizierbarer Einflussfaktoren die subjektiven Kriterien des Prüfarztes Beachtung finden. Zusätzlich wird die Kausalitätsbestimmung durch bisher ungenügende Einsicht in die immunmodulatorischen Wirkungen von VaQuFrF bei HIV-positiven

Patienten beeinträchtigt sowie angesichts der Dysregulation der Immunfunktionen bei HIV-positiven Patienten unter ART. Die zehn häufigsten UEs sind sowohl bekannte NW der ART und Iscador-Therapie als auch Symptome der HIV-Infektion und waren demzufolge nicht immer eindeutig einer Kausalität mit der Studienmedikation zuzuordnen. Mit entsprechenden exakten Definitionen, Kodierungssystemen und einem unmissverständlichen Auswertungsbogen mit klaren Zuordnungen kann diesen Schwierigkeiten zum großen Teil begegnet werden.

8 Zusammenfassung

Im Rahmen der vorliegenden prospektiven, Open-label multizentrischen Phase II/III-Studie wurde die immunmodulative und antiretrovirale Wirksamkeit von Iscador QuFrF bei HIV-positiven Patienten über einen Zeitraum von 48 Wochen (11 Monate) geprüft. Hauptziel war Untersuchung der Wirksamkeit und Toxizität von Iscador QuFrF adjuvant zur Antiretroviralen Therapie (ART) im Vergleich zur Monotherapie mit Iscador QuFrF anhand der CD4+ T_H-Lymphozytenzellzahlen, der b-DNA und des β-2-Mikroglobulins. Neben dem Abfall der b-DNA um 0,5 log-Stufen wurde eine Verzögerung der Progression der HIV-Infektion angestrebt. In die Studie wurden 103 Patienten eingeschleust, wovon 82 im Arm I der Monotherapie mit Iscador QuFrF teilnahmen und 21 im Arm II der adjuvanten Therapie mit Iscador QuFrF zur ART. Der Großteil der Patienten erhielt die besttolerierte Erhaltungsdosis von 1,0 mg.

Innerhalb der Studie wurden bei allen 103 Patienten insgesamt 1827 Unerwünschte Ereignisse registriert, davon 1456 UEs im Arm I und 371 UEs im Arm II. In beiden Armen hatten die Patienten bei einer Verweildauer von 12 Monaten im Durchschnitt 18,1 UEs/Patient. Alle gemeldeten UEs waren leichten (93,97%) bis mittleren (6,03%) Schweregrades, es traten keine schweren oder schwerwiegenden UEs auf. Am häufigsten traten die UEs in der Dosissteigernden Phase auf. Nach einer Adaptationsphase mit VaQuFrF erfolgte eine positive Beeinflussung hinsichtlich der Abnahme der UEs.

Die UEs mit einem gesicherten Kausalzusammenhang mit VaQuFrF waren fast ausnahmslos die Lokalreaktion nach der Iscador QuFrF-Injektion, die als häufigstes UE 540 mal gemeldet wurde. Sie kann als klinisches Bild der durch Iscador QuFrF hervorgerufenen Immunmodulation gewertet werden.

In der Dosissteigernden Phase wurden vorwiegend Müdigkeit, Grippeähnliche Symptome, Fieber >38°C und Kopfschmerzen gemeldet, die Ausdruck des Ansprechens auf die Therapie mit Iscador QuFrF sind.
Auf beide Dosierungsphasen gleichverteilt waren die UEs ohne einen Kausalzusammenhang mit Iscador QuFrF. Zu den häufigsten zählen Lymphadenopathie, Diarrhoe, Myalgie, Appetitverlust und Nausea. Alle genannten UEs sind Symptome und Erkrankungen der HIV-Infektion und

bekannte Nebenwirkungen der ART. In den meisten Fällen konnten sie auf diese Ursachen zurückgeführt werden.

Die häufigsten UEs entsprechen im Wesentlichen den Organsystemen, in denen die meisten UEs registriert werden. Dazu gehören die Lokalreaktionen (544 UEs), Allgemeine Erkrankungen (268 UEs), das Gastrointestinalsystem (257 UEs), das Hautsystem (128 UEs), das Zentrale und Periphere Nervensystem (120 UEs), das Muskuloskeletale System (97 UEs), das Blutsystem der weißen Blutzellen (92 UEs), das Immunsystem (88 UEs) und das Atmungssystem (86 UEs).

In den immunologischen Wirkungen konnte kein Unterschied zwischen der adjuvanten Therapie von Iscador QuFrF zur ART und der Monotherapie mit Iscador QuFrF nachgewiesen werden. Die Lymphozytenzahlen bleiben in beiden Studienarmen stabil, so dass keine Therapie der anderen überlegen ist.

Die Mistel kann durch die Anregung unterschiedlicher immunologischer Reaktionen zugunsten eines Gleichgewichtes zwischen aufbauenden und abbauenden Prozessen bei HIV-positiven Patienten wirken und als verbindendes Element zwischen den Wesensgliedern fungieren.

Aus den Ergebnissen wird eine gute Toleranz von Iscador QuFrF von HIV-positiven Patienten ersichtlich, sowohl in der Monotherapie als auch adjuvant zur ART. Bei der Applikation des AM treten keine schweren Unerwünschten Ereignisse auf.

9 Verzeichnisse

9.1 Tabellenverzeichnis

Tabelle 1: Flow Chart für jeden Patienten 16
Tabelle 2: Laboruntersuchungen während der Studie 18
Tabelle 3: CDC-Klassifikation 33
Tabelle 4: Antiretrovirale Therapeutika 46
Tabelle 5: Dosisschema der Studienmedikation 55
Tabelle 6: Patientenanzahl 62
Tabelle 7: Alter und Geschlecht der Patienten in den Studienarmen im SAS 63
Tabelle 8: Vergleich der CDC-Klassifikationskategorien zwischen Arm I und Arm II im FAS und SAS. CD4+ T_H-Zellzahl: 200 –600/µl 64
Tabelle 9: t-Test über die Hauptzielparameter zur Baseline im SAS 65
Tabelle 10: Karnofsky-Index (%) im SAS 66
Tabelle 11: Lebensqualität (SEL) im SAS 66
Tabelle 12: Maximale Dosierung von VaQuFrF im FAS 67
Tabelle 13: Prozentualer Anteil der Patientenbesuche mit UEs von allen Patientenbesuchen in den Phasen Prätherapie (PT), Dosissteigerung (DS) und Erhaltungsdosis (ED) 69
Tabelle 14: Kausalität und Schweregrad der UEs bei allen Patienten 70
Tabelle 15: Kausalität und Schweregrad der UEs bei Patienten mit VaQuFrF-Monotherapie (Arm I) 72
Tabelle 16: Kausalität und Schweregrad der UEs bei Patienten mit VaQuFrF-Therapie und adjuvanter ART (Arm II) 73
Tabelle 17: Häufigkeiten von UEs bei allen Patienten 74
Tabelle 18: Häufigkeiten von UEs bei Patienten mit VaQuFrF-Monotherapie im Arm I ... 76
Tabelle 19: Häufigkeiten von UEs bei Patienten mit VaQuFrF-Therapie mit adjuvanter ART im Arm II 77
Tabelle 20: Die 10 häufigsten UEs 78
Tabelle 21: Anzahl der UEs in den Organsystemen 79

9.2 Abbildungsverzeichnis

Abbildung 1: Verteilung der Kausalitäten und Schweregrade der UEs 71
Abbildung 2: Grafik zur Verteilung der 10 häufigsten UEs 77

9.3 Abkürzungsverzeichnis

Abkürzung	Begriff / Bedeutung
AE	Adverse Event
AIDS	Aquired Immunodeficiency Syndrome
AM	Arzneimittel
AMG	Arzneimittelgesetz
AP	Alkalische Phosphatase
ART	Antiretrovirale Therapie
ATC	Anatomical Therapeutic Chemical Classification
AZT	Azido-Thymidin, Zidovudin (Retrovir®)
b-DNA	b- Desoxyribonucleinacid (Viruskopien des HI-Virus)
β-2-MG	β-2-Mikroglobulin
BfArM	Bundesinstitut für Arzneimittel und Medizinprodukte
BL-US	Baseline-Untersuchung
CD	Cluster of Differentiation (Oberflächenmarker)
CDC	Centers for Disease Control
CD4+ / T_H-Zellen	T-Helfer-Lymphozyten
CD8+ / T_S-Zellen	T-Suppressor-zytotoxische Lymphozyten
CFS	Chronic Fatigue Syndrom
CRF	Clinical Report Fail / Case Report Form
ddC	Zalcitabin (Hivid®)
ddI	Didanosin (Videx®)
Diff.BB.	Differentialblutbild
DNA / DNS	Desoxyribonucleinacid (-säure)
DS	Dosissteigerungs-Phase
d4T	Stavudin (Zerit®)
ED	Erhaltungsdosis-Phase
ELISA	Enzyme Linked Immuno Sorbent Assay
ELLA	Enzyme Linked Lectin Assay
FAS	Full Analysis Set
GM-CSF	Granulozyten/Monozyten (Colony) Stimulating Factor
GOT	Glutamat-Oxalazetat-Transaminase (ASAT)
GPT	Glutamat-Pyruvat-Transaminase (ALAT)
γ-GT	Gamma-Glutamyltransferase
HAART	High Active Antiretrovirale Therapie
HCG	Human Chorionic Gonadotropin
HIV	Human Immunodeficiency Virus
HIV-AK	HIV-Antikörper
HIV⊕ Patienten	HIV-positive Patienten

HLA-DR	Human-Leucocyte Antigen der D-Region
HPLC	High Pressure Liquid Chromatography
ICD 9	International Classification of Diseases
IDV	Indinavir (Crixivan®)
IFN	Interferon
IL	Interleukin
inj.	Injectionem
Krea	Kreatinin
LAK	Lymphokin aktivierte Killerzellen
LCLM	Lower Confidence Limit
LDH	Laktatdehydrogenase
LGL	Large Granular Lymphocytes (NKZ)
m / w	männlich / weiblich
Max	Maximum
MHC I/II	Major Histokompatibilitäts-Komplex Klasse I und II
Min	Minimum
ML	Mistellektin
μ	Mittelwert, durchschnittlicher Wert
N	Anzahl
NFV	Nelfinavir (Viracept®)
NKZ	Natürliche Killer Zellen (LGL)
NVP	Nevirapin (Viramune®)
NW	Nebenwirkung
Pat.	Patient
PBMC	(Human) Peripheral Blood Mononuclear Cells
PcP	Pneumocystis Carinii Pneumonie
PCR	Polymerase Chain Reaction
PGE	Prostaglandin E
PT	Prätherapie-Phase
RIP	Ribosomen inaktivierende Proteine
RNA / RNS	Ribonucleinacid (-säure)
RTV	Ritonavir (Norvir®)
SAS	Safety Analysis Set
SEL(T)	Skalen zur Erfassung der Lebensqualität (bei Tumorpatienten)
SIS	Skin Immune System
SQV	Saquinavir (Invirase®)
SS	Schwangerschaftstest
Std	Standardabweichung
sUE	Schwerwiegendes Unerwünschtes Ereignis
T_C-Zellen	T-Killer-Lymphozyten
TCR	T-Cell Receptor
TNF	Tumornekrosefaktor

UAW	Unerwünschte Arzneimittelwirkung
UCLM	Upper Confidence Limit
UE	Unerwünschtes Ereignis
uUE	Unerwartetes Unerwünschtes Ereignis
V.A.	Viscum Album
VaQuFrF	Viscum album Quercus Fresh F
VT	Viscotoxin
WHO	World Health Organisation
WHO-ART	WHO-Adverse Reaction Terminology
WHO-DRL	WHO-Drug Reference List
3TC	Lamivudin (Epivir®)

9.4 Adverse Event Reaction – System Organ Classification

Skin & Appendages disorders	0100
Musculo - Skeletal system disorders	0200
Collagen disorders	0300
Central & Periphal Nervous system disorders	0410
Autonomic Nervous system disorders	0420
Vision disorders	0431
Hearing & Vestibular disorders	0432
Special Senses disorders	0433
Psychiatric disorders	0500
Gastro - Intestinal System disorders	0600
Liver & Biliary system disorders	0700
Metabolic & Nutritional disorders	0800
Endocrine disorders	0900
Cardiovascular disorders (general)	1010
Myo-, Endo-, Pericardial & Valve disorders	1020
Heart Rate & Rhythm disorders	1030
Vascular disorders (extracardial)	1040
Respiratory system disorders	1100
Red Blood Cell disorders	1210
White Blood Cell & RES disorders	1220
Platelet & Bleeding & Clotting disorders	1230
Urinary system disorders	1300
Reproductive disorders - Male	1410
Reproductive disorders - Female	1420
Foetal disorders	1500
Neonatal & Infancy disorders	1600
Neoplasms	1700
Body As Whole - General disorders	1810

Application Site disorders	1820
Resistance Mechanism disorders	1830
Secondary terms - events	2000
Poison Specific terms	2100

9.5 ATC – Code (WHO – DRL)

A	*A*limentary Tract and Metabolism
B	*B*lood and Blood Forming Organs
C	*C*ardiovascular System
D	*D*ermatologicals
G	*G*enito Urinary System and Sex Hormons
H	Systemic *H*ormonal Preparations
J	General Anti-*I*nfectives for Systemic Use
L	Antineoplastic and Immunmodulating Agents
M	*M*usculo-Skeletal System
N	*N*ervous System
P	Anti-*P*arasitic Products, Insecticides and Repellents
R	*R*espiratory System
S	Sensory Organs
V	*V*arious

Literaturverzeichnis

[1] STEINER, R.; WEGMANN, I.: Grundlegendes für eine Erweiterung der Heilkunst. Rudolf Steiner Verlag, 1984; S. 7-19

[2] KOOB, O.: Gesundheit Krankheit Heilung. Grundbegriffe einer menschengemäßen Heilkunst in der Anthroposophie Rudolf Steiners. Fischer Taschenbuch Verlag, 1986; S. 23-44

[3] WAGNER, R.: Anthroposophische Medizin. Praktische Prüfungsmethoden zur Beurteilung der Misteltherapie. Urachaus, 1994; S. 9-10

[4] Iscador-Mistelpräparate aus der anthroposophisch erweiterten Krebsbehandlung. Herausgeber: Verein für Krebsforschung Arlesheim, 1996; S. 8

[5] DORKA, R.: Zur Chronobiologie der Mistel. in: Grundlagen der Misteltherapie. Hippokrates Verlag Stuttgart, 1996; S. 28-45

[6] Chronobiologie. Die Bedeutung der Rhythmen für Gesundheit und Heilung. in: Iscador. Medizinisch-wissenschaftliche Information, 2/1999. Herausgeber: WELEDA AG, 1999

[7] Monographie Viscum album. Kommission C Bundesgesundheitsamt, Bundesanzeiger 38 (1986) 99 A, 1986

[8] BÜSSING, A.; SUZART, K.; BERGMANN, J.: Induction of apoptosis in human lymphocytes treated with Viscum album is mediated by mistletoe lectins. Cancer letters, 1996; 99: S. 59-72

[9] NICOLAI, C.; FRIEDL, P.; WERNER, M.; NIGGEMANN, B.; ZÄNKER, K.S.: Effect of a mistletoe extract (Iscador QuFrF) on viability migratory behaviour of human peripherical CD4+ and CD8+ T-lymphocytes in three-dimensional collagen lattices. In Vitro Cell Dev. Biol.-Animal, 1997; 33: S. 710-716

[10] BÜSSING, A.: Apoptose-Induktion und DNA-Stabilisierung durch Viscum album. Forschende Komplementärmedizin, 1998; 5: S. 164-171

[11] HOSTANKA, K.; HAJTO, T.; SPANGNOLI, G.C.; FISCHER, J.; LENTZEN, H.; HERRMANN, R.: A plant lectin derived from Viscum album induces cytokine gene expression and protein production in cultures of human peripheral blood mononuclear cells. Natural Immunity, 1995; 14: S. 295-304

[12] URECH, K.; SCHALLER, G.; ZISKA, P.; GIANNATTASIO, M.: Comparative study on the cytotoxic effect of viscotoxin and mistletoe lectin on tumor cells in culture. Phytotherapy Research, 1995; 9: S. 49-55

[13] GORTER, R.; VAN WELY, M.; STOSS, M.: Subcutaneous infiltrates induced by injection of mistletoe extracts (Iscador). American Journal of Therapeutics, 1998; (5): S. 181-187

[14] SCHLODDER, D.: 75 Jahre additive Misteltherapie bei Krebspatienten. Eine kritische Zusammenfassung der ärztlichen Erfahrung. in: Scheer, R.; Becker, H.; Berg, P.A.: Grundlagen der Misteltherapie. Aktueller Stand der Forschung und klinischen Anwendung. Hippokrates Verlag Stuttgart, 1996; S. 453-646

[15] KALDEN, M.: Klinische Erfahrungen mit Viscum album bei fortgeschrittenen Tumoren. Erfahrungsheilkunde, 1994; 44: S. 315-321

[16] SCHWARTLANDER, B.; SITTITRAI, W.: HIV/AIDS in the 1990s and beyond. Bulletin of the World Health Organisation, 1998; 76(5): S. 437-443

[17] BARRÉ-SINOUSSI, F.; CHERMANN, J.C.; REY, F.; NUGEYRE, M.T.; CHAMARET, S.; GRUEST, J.; DAUGUET, C.; AXLER-BILIN, C.; VÉZINET-BRUN, F.; ROUZIOUX, C.; ROZENBAUM, W.; MONTAGNIER, L.: Isolation of a T-lymphotropic retrovirus from a patient at risk for AIDS. Science, 1983; 220: S. 868-871

[18] GALLO, R.C.; SALAHUDDIN, S.Z.; POPOVIC, M.; SHEARER, G.M.; KAPLAN, M.; HAYNES, B.F.; PALKER, T.J.; REDFIELD, R.; OLESKE, J.; SAFAI, B.; WHITE, G.; FOSTER, P.; MARKHAM, P.D.: Frequent dedection and isolation of cytopathic retrovirus (HTLV-III) from patients with AIDS and at risk for AIDS. Science, 1984; 224: S. 500-503

[19] BRODT, H.R.; HELM, E.B.; KAMPS, B.S.: Die CDC-Klassifikation. in: AIDS. Steinhäuser Verlag, 1997; S. 40-41, 83-117

[20] GREEN, W.C.: AIDS and the immune system. Scientific American, 1993; 269: S. 98-195

[21] HEINTZ, K.; TRAUTE, A.: Aktiv gegen das Virus. Wissenswertes über antiretrovirale Medikamente. Herausgeber: Berliner AIDS-Hilfe e.V., 1997; S.65

[22] CARR, A.; COOPER, D.A.: Adverse effects of antiretroviral therapy. Lancet, 2000 Oct 21; 356(9239): S. 1423-1430

[23] FEIDEN: Arzneimittelprüfrichtlinien 1. Erg.lfg. 1991. Abs. 8.2 Empfehlung zur Erfassung von Risiken bei der klinischen Prüfung, 1991; S. 2

[24] § 29 Abs.1 Satz 2 bis 8 des AMG 3. Bekanntmachung über die Anzeigen von Nebenwirkungen, Wechselwirkungen mit anderen Mitteln und Arzneimittelmissbrauch. 1995

[25] Richtlinie 93/39 EWG des Rates 1993. Kapitel Va Pharmakovigilanz IV, 1993

[26] § 4 Abs.13 des AMG

[27] ICD 9: International Classification of Diseases. Centers for Disease Control, 1987

[28] WHO-ART: WHO Adverse Reaction Terminology. International Monitoring of Adverse Reactions to Drugs, WHO Collaborating Centre For International Drug Monitoring, Uppsala, Schweden, 1994

[29] SCHOSSER, R.; QUAST, U.: Verdacht auf Nebenwirkungen: Medizinische Überlegungen zur Kausalität. in: Pharmazeutische Industrie, 60, 3, 1998

[30] THÜRMANN, P.; SCHMITT, K.: Erfassung und Bewertung unerwünschter Arzneimittelwirkungen. Medizinische Klinik, 1998; 93: S. 687-692

[31] HUGHES, W.: Postulates for the evaluation of adverse reactions to drugs. Clinical Infectious diseases, 1995; 20: S. 179-82

[32] HEINICKE, A.; HULTSCH, E.; REPGES, R.: Medizinische Biometrie. Springer Verlag, 1992

[33] SCHWARZ, J.A.: Die Phasen der klinischen Prüfung eines Arzneimittels. in: Klinische Prüfungen. Edito Cantor Verlag, 1991; S. 51-52

[34] ICH Guideline on clinical safety data managment. Final Version for sign-off by the experts of the three regulatory parties, 1994

[35] BEAM, T.R. JR; GILBERT, D.N.; KUNIN, C.M.: General guidelines for the clinical evaluation of anti-infective drug products. Clinical Infectious Disease, 1992; 15(1): S. 5-32

[36] GORTER, R.: Final Report: Prospective, randomised, multicentric, open-label Phase-II-Study to document the immunomodulatory and anti-HIV-activity of Iscador QuFrF (VaQuFrF) in HIV-positives over a period of 11 month, unveröffentlicht, 1999

[37] DAVIES, D.M.: Textbook of Adverse Drug Reactions. Oxford University Press, 1981; S. 11-29

[38] ICH-E6B: Good Clinical Practice: Guideline for the essential documents for the conduct of a clinical trial, Draft 7 of April 1995. The Regulatory Affairs Journal, 1995; 6: 356-360

[39] WHO-DRL: WHO Drug Reference List. International Drug Monitoring, WHO Collaborating Centre For International Drug Monitoring, 1994

[40] GORTER, R.; STOSS, M.: Moderne Misteltherapie. Privatärztliche Praxis, 1997; 2: S. 186-188

[41] Iscador – mistletoe extract for cancer treatment. Documentation No.10. in: Schweizer Rundschau der Medizinischen Praxis, 1988; 77(4): S. 69-74

[42] WAGNER, R.: Krebs - 160 Fragen und Antworten zur Therapie mit Iscador. Verlag Urachhaus GmbH, Stuttgart, 1996

[43] GROSSARTH-MATICEK, R.; KIENE, H.; BAUMGARTNER, S.M.; ZIEGLER, R.: Use of Iscador, an extract of European mistletoe (Viscum album), in cancer treatment: a prospective nonrandomized and randomized

matched-pair studies nested within a cohort study. Alternative Therapy Health Med, 2001; 7(3): S. 57-76

[44] HEINZERLING, L.; PORTALUPI, E.; ROTTY, J.; GORTER, R.: Prospektive Studie zur Bestimmung der immunmodulierenden Wirkung von Iscador Qu Spezial bei Patientinnen mit Cervixdysplasien. Der Merkurstab, Sonderheft, 1997; 6: 42

[45] FINTELMANN, V.: Therapie der chronischen Hepatitis B und C. Der Merkurstab, Sonderheft, 1997; 6: S. 5

[46] SCHENDEL, U.: Anwendungsbeobachtung des Einsatzes der Injektionspräparate aus der Weidenmistel bei Patienten mit Chronischer Polyarthritis. Der Merkurstab, Sonderheft, 1997; 6: 38

[47] FUCHS, F.; SONNECK, H.J.: Beitrag zur Therapie des Lichen Ruber planus und Lichen Ruber verrucosus mit Plenosol. Dermatologische Wochenschrift, 1953; 25: 586-590

[48] WAGNER, R.: CFS-Syndrom und Misteltherapie. Beobachtungen aus der Praxis. Der Merkurstab, Sonderheft, 1997; 6: 32

[49] STRAUBE, M.: Das chronische Müdigkeitssyndrom und das menschliche Immunsystem. WELEDA - Korrespondenzblätter für Ärzte, 1996; 143: 82

[50] STOSS, M.; PETER, E.; SCHNELLE, M.; WERNER, M.; GORTER, R.: Viscum album QuFrF in HIV-positives and AIDS patients. 12th World AIDS Conference, 1998; S. 467-471

[51] SILBERNAGEL, S.; DESPOPOULOS, A.: Immunabwehr. in: Taschenatlas der Physiologie. Georg Thieme Verlag Stuttgart, New York, 1988; S. 66-73

[52] KOOLMAN, J.; RÖHM, K.-H.: Immunsystem. in: Taschenatlas der Biochemie. Georg Thieme Verlag Stuttgart, New York, 1994; S. 258-269

[53] BEUTH, J.; KO, H.L.; TUNGGAL, T.; PULVERER, G.: Vergleichende Untersuchungen zur immunaktiven Wirkung von Galaktosid-spezifischen Mistellektin. Arzneimittelforschung/Drug Research, 1993; 43: 166-169

[54] HAJTO, T.; HOSTANSKA, K.; HERRMANN, R.: Immunmodulatory potency of mistletoe lectins in cancer patients. Allergy, 1993; 48 (9): 54

[55] KLEIN, J.: Haut-assoziierte Immunität. und Immunmodulatoren und Zytokine. in: Immunologie. VCH Verlagsgesellschaft mbH, 1991; S. 390-392, 455-457

[56] GORTER, R. et al.: Institut für onkologische und immunologische Forschung, unveröffentlicht

[57] BÜSSING, A.; SUZART, K.; SCHWEIZER, K.: Mistletoe therapy and immunological research. Differences in the apoptosis-inducing properties of Viscum album extracts. Anti-Cancer-Drugs, 1997; 8(1): 9-14

[58] Richtlinien für die Iscador-Behandlung in der Malignomtherapie. Herausgeber: Verein für Krebsforschung Arlesheim, Institut Hiscia und WELEDA AG, 1996; S. 11

[59] HAJTO, T.: Immunomodulatory effects of Iscador: a Viscum album preparation. Oncology, 1986; 43 Suppl.1: S. 51-65

[60] WELY VAN, M.; STOSS, M.; GORTER, R.: Toxicity of a standardized mistletoe extract in immunocompromised and healthy individuals. American Journal of Therapeutics, 1999; 6, No.1: S. 37-43

[61] STOSS, M.; VAN WELY, M.; MUSIELSKY, H.; GORTER, R.: Study on local inflammatory reactions and other parameters during subcutaneous mistletoe application in HIV-positive patients and HIV-negative subjects over a period of 18 weeks. Arzneimittelforschung, 1999; 49(4): S. 366-373

[62] PICHLER, W.; ANGELI, R.: An allergy to mistletoe extract. Deutsche Medizinische Wochenschrift, 1991; 116(35): S. 1333-1334

[63] STEIN, G.; BERG, A.: Characterisation of immunological reactivity of patients with adverse effects during therapy with an aqueous mistletoe extract. European Journal of Medical Research, 1999; 4(5): S. 169-177

[64] STEIN, G.; BERG, A.: Modulation of cellular and humeral immune response during exposure of healthy individuals to an aqueous mistletoe extract. European Journal of Medical Research, 1998; 3(6): S. 307-314

[65] GORTER, R.; VAN WELY, M.; REIF, M.; STOSS, M.: Tolerability of an extract of European mistletoe among

immunocompromised and healthy individuals. Altern Ther Health Med, 1999; 5(6): S. 37-48

[66] DENGELER, L.: Nebenwirkungen von Arzneimitteln. Beiträge zur Erweiterten Heilkunst, 1997; 42: 95

[67] LANGE WANTZIN, G.; THOMSEN, K.; NISSEN, N.I.: Schwere Nebenwirkungen nach der Behandlung mit einem Mistelextrakt. Ugeskr Laeger, 1983; 145: 2223-2224

[68] OTTENJANN, R.: Allergische Kolitis auf Mistelextrakt. Selecta, 1992; 9: 29

[69] SEIDEMANN, W.: Allergische Rhinitis durch Misteltee. Allergologie, 1984; (7) 12: 461-463

[70] 14.4 Various adverse events during Viscum album-administration 1978-1996. WHO Collaborating Centre For International Drug Monitoring, 1996

[71] FAUCI, A.S.; LANE, H.C.: The acquired immune deficiency syndrome (AIDS). In: Harrison`s Principles of Internal Medicine. Wilson, J.D.; Braunwald, E.; Isselbacher, K.J.; Petersdorf, R.G.; Martin, H.B.; Fauci, A.S.; Root, R.D., 1991; 12th edition. McGraw-Hill Inc. New York: S. 1402-1410

[72] LÜLLMANN, H.; MOHR, K.; ZIEGLER, A.: Taschenatlas der Pharmakologie. Georg Thieme Verlag Stuttgart - New York, 1990; S.262-263

[73] BEACH, J.W.: Chemotherapeutic agents for HIV infection: mechanism of action, pharmacokinetics, metabolism, and adverse reactions. Clinical Therapeutics, 1998 jan-febr; 20(1): S. 2-25, disc. 1

[74] NOTERMANS, D.W. VAN LEEUWEN, R.; LANGE, J.M.: Treatment of HIV infection. Tolerability of commonly used antiretroviral agents. Drug Safety, 1996; 15(3): S. 176-187

[75] STRUBLE, K.A.; PRATT, R.D.; GITTERMAN, S.R.: Toxicity of antiretroviral agents. American Journal of Medicine, 1997 May 19; 102(5B): S. 65-69

[76] HEINICKE, A.; HULTSCH, E.; REPGES, R.: Chi²-Test auf Unabhängigkeit. und Zweistichprobenproblem. in: Medizinische Biometrie. Springer Verlag, 1992; S. 209-212, S. 171-181

[77] Karnofsky-Index. in: Pschyrembel Klinisches Wörterbuch. de Gruyter Berlin, New York, 1990; S. 826

[78] HOLLAND, E.G.; DEGRUY, F.V.: Drug-induced disorders. American-Family-Physician, 1997; 56(7): 1791-1792

[79] BENICHOU, C.; ELIASZEWCZ, M.; FLAHAULT, A.: Adverse drug reactions in HIV seropositive patients. Pharmacoepidemiology and Drug Safety, 1994; 3: 31-40

[80] BRODT, H.-R.; HELM, E.B.; KAMPS, B.S.: AIDS 1997. Diagnostik und Therapie. Steinhäuser Verlag, 1997; S. 381-405

[81] RIEDER, M.J.: In vivo and in vitro testing for adverse drug reactions. Pediatric Clinic in North America, 1997; 44(1): 93-111

[82] MEYBOOM, R.H.; HEKSTER, Y.A.; EGBERTS, A.C.; GRIBNAU, F.W.; EDWARDS, I.R.: Causal or casual? The role of causality assessment in pharmacovigilance. Drug-Safety, 1997; 17(6): 374-389

[83] GREEN, D.M.: Pre-existing conditions, placebo reactions and "side effects". Annals of Internal Medicine, 1964; 60(1): S. 255-265

[84] KIENLE, G.S.; KIENE, H.: Placebo effect and Placebo concept: A methodological and conceptual analysis of reports on the magnitude of the placebo effect. Alternative Therapies, 1996; 6(2): 39-54

[85] MEYBOOM, R.; EGBERTS, A.: Steeds meer duidelijkheid over bijwerkingen. De circle van ongewenste bijwerkingen. Pharmaceutisch Weekblad, 1998; 133/49: 1824-1830

[86] LEVY, M.: Role of viral infections in the incidence of adverse drug reactions. Drug Safety, 1997; 16/1: 1-8

[87] ELLIS, C.; LEUNG, D.: Adverse drug reactions in patients with HIV infection. Adverse Drug Reaction Bulletin, 1996; -/178: 675-678

[88] JOLLER, P.W.; MENRAD, J.M.; SCHWARZ, T.; PFÜLLER, U.; PARNHAM, M.J.; WEYHENMEYER, R.: Stimulation of cytocine production via a special standardized mistletoe preparation in a vitro Human Skin Bioassay. Arzneimittelforschung/Drug Research, 1996; 46(1)6: 649-653

[89] EMERY, S.; LANE, C.H.: Immune reconstitution in HIV infection. Immunology, 1997; 9: 568-572

[90] COSSARIZZA, A.: T-cell repertoire and HIV infection: Facts and perspectives. AIDS, 1997; 11: 1075-1088

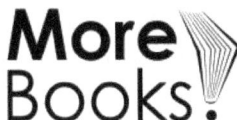
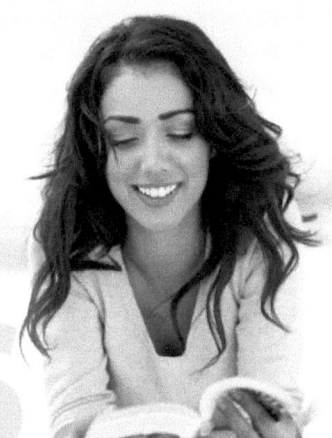

I want morebooks!

Buy your books fast and straightforward online - at one of world's fastest growing online book stores! Environmentally sound due to Print-on-Demand technologies.

Buy your books online at
www.morebooks.shop

Kaufen Sie Ihre Bücher schnell und unkompliziert online – auf einer der am schnellsten wachsenden Buchhandelsplattformen weltweit! Dank Print-On-Demand umwelt- und ressourcenschonend produziert.

Bücher schneller online kaufen
www.morebooks.shop

KS OmniScriptum Publishing
Brivibas gatve 197
LV-1039 Riga, Latvia
Telefax: +371 686 204 55

info@omniscriptum.com
www.omniscriptum.com

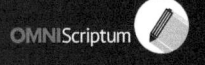

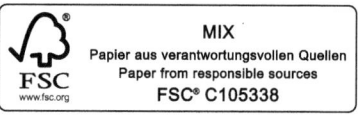

Printed by Books on Demand GmbH, Norderstedt / Germany